ポケットマスター臨床検査知識の整理

臨床微生物学

臨床検査技師国家試験出題基準対応

新臨床検査技師教育研究会 編

森田耕司 著

医歯薬出版株式会社

発刊の序

　臨床検査技師になるためには，幅広い領域についての知識を短期間のうちに習得することが求められている．またその内容は，医学・検査技術の進歩に伴い常に新しくなっている．さらに，学生生活を締めくくり実社会に出ていくための関門となる国家試験はきわめて難関で，臨床検査技師を目指す学生の負担は大きい．

　本書は，膨大な量の知識を獲得しなければならない学生に対し，効率的に学習を進めるために，そして少しでも勉強に役立つよう，学校での授業の理解を深め，平素の学習と国家試験対策に利用できるように配慮してつくられた．国家試験出題基準をベースに構成され，臨床検査技師教育に造詣の深い教師陣により，知っておかなければならない必須の知識がまとめられている．

　「学習の目標」では，国家試験出題基準に収載されている用語を中心に，その領域におけるキーワードを掲載し，「まとめ」では，知識の整理を促すようわかりやすく簡潔に解説することを心掛けた．一通り概要がつかめたら，○×式問題の「セルフ・チェックＡ」で理解度を確認し，要点が理解できたら，今度は国家試験と同じ出題形式の「セルフ・チェックＢ」に挑戦してもらいたい．間違えた問題は，確実に知識が定着するまで「まとめ」を何度も振り返ることで確かな知識を得ることができる．「コラム」には国家試験の出題傾向やトピックスが紹介されているので，気分転換を兼ねて目を通すことをおすすめする．

　持ち運びしやすい大きさを意識して作られているので，電車やバスの中などでも活用していただきたい．本書を何度も

開き段階を追って学習を進めることにより，自信をもって国家試験に臨むことができるようになるだろう．

　最後に，臨床検査技師を目指す学生の皆さんが無事に国家試験に合格され，臨床検査技師としてさまざまな世界で活躍されることを心から祈っております．

新臨床検査技師教育研究会

序

　臨床微生物学（微生物検査学）は，微生物学の知識を基礎として細菌・真菌の培養同定検査，薬剤感受性検査，免疫学的検査，遺伝子検査などの「感染症の検査・診断に必要な検査法」の理論と手法を学ぶ学問です．

　『ポケットマスター臨床検査知識の整理 臨床微生物学』は，感染症の検査に必要な基礎的および専門的な知識の整理を目的として刊行されたコンパクトな参考書です．内容は臨床検査技師国家試験出題基準の大項目に対応した章立てとし，「医学検査の基礎と疾病との関連」にかかわる内容が1章「微生物の分類」，2章「微生物の形態，構造および性状」，3章「染色法」，4章「発育と培養」，5章「遺伝と変異」，6章「滅菌と消毒」，7章「化学療法」，8章「感染と発症」，「病因・生体防御検査学」にかかわる内容が9章「細菌」，10章「真菌」，11章「ウイルス」，12章「プリオン」，13章「検査法」，14章「微生物検査結果の評価」という構成になっています．臨床検査技師国家試験で問われる重要事項を各章でわかりやすく解説し，知識確認のための「セルフ・チェック（練習問題）」を設けていますので，国家試験対策の実践的な参考書として活用できることはもちろん，日常の授業や実習での知識確認にも活用できると思います．

　今年は，新型コロナウイルス感染症（COVID-19）のパンデミックが起こり，私たちはかつて経験したことがない状況での生活を余儀なくされています．「ヒトの歴史は感染症との戦いの歴史であり，感染症の歴史は人々の不安と社会の混乱の歴史である」という言葉があります．この言葉はCOVID-19が社会的な問題となっている現状に当てはめることがで

きますが，このような状況下で検査・診断を支えているのが臨床検査技師の方々であるということを忘れてはいけません．

　臨床検査技師を目指す学生のみなさんは，先輩方が医療現場で活躍されている姿を目に焼き付けて学習に励み，必ず臨床検査技師免許を手にしてください．本書がその一助になれば幸いです．

　2020年9月

森田耕司

本書の使い方

1　国家試験出題基準に掲載されている項目をベースに，項目ごとに「学習の目標」「まとめ」「セルフ・チェックＡ（〇×式）」「セルフ・チェックＢ〔国家試験出題形式：Ａ問題（五肢択一式），Ｘ2問題（五肢択二式）〕」を設けています．"国試傾向"や"トピックス"などは「コラム」で紹介しています．

2　「学習の目標」にはチェック欄を設けました．理解度の確認に利用してください．

3　重要事項・語句は赤字で表示しました．赤いシートを利用すると文字が隠れ，記憶の定着に活用できます．

4　「セルフ・チェックＡ／Ｂ」の問題の解答は赤字で示しました．赤いシートで正解が見えないようにして問題に取り組むことができます．不正解だったものは「まとめ」や問題の解説を見直しましょう．

5　初めから順番に取り組む必要はありません．苦手な項目や重点的に学習したい項目から取り組んでください．

授業の予習・復習に

授業の前に「学習の目標」と「まとめ」に目を通し，復習で「まとめ」と「セルフ・チェックＡ／Ｂ」に取り組むと，授業および教科書の要点がつかめ，内容をより理解しやすくなります．

定期試験や国家試験対策に

間違えた問題や自信がない項目は，「まとめ」の見出しなどに印をつけて，何度も見直して弱点を克服しましょう．

臨床微生物学

目 次

1 微生物の分類

A 生物学的位置

①微生物（microorganism, microbe）：肉眼ではみえない小さな生物の総称で，細菌，真菌，原虫，ウイルスなどがある.

②微生物学（microbiology）：微生物の種類によって，細菌学，真菌学，ウイルス学などに分けられる.

③臨床微生物学（clinical microbiology）：感染症の検査・診断・治療法を学び研究する学問. 臨床微生物（学）検査では，さまざまな検査技術を駆使して，感染症患者の検体（検査材料）から起因微生物を検出・検査し，治療法を決定する.

 真核生物（eucaryote）

1. 真菌

2. 染色体が核膜で保護されている（核膜をもつ）

①リボソームの大きさ（沈降係数）：80S（60S サブユニット＋40S サブユニット）.

②ミトコンドリア，ゴルジ（Golgi）体，小胞体，核小体をもつ.

③細胞壁の基本成分：キチン，セルロース，β-D-グルカンなど.

④分裂様式：有糸分裂を行う.

・一部の菌種は二分裂を行う.

 原核生物（procaryote）

1. 一般細菌と特殊な細菌（マイコプラズマ，リケッチア，クラミジア）

2. 染色体が核膜で保護されていない（核膜をもたない）

①リボソームの大きさ（沈降係数）：70S（50S サブユニット＋30S

サブユニット）．

②ミトコンドリア，ゴルジ体，小胞体，核小体をもたない．

③細胞壁の基本成分：ペプチドグリカン．

　　ただし，マイコプラズマは細胞壁をもたない．

④分裂様式：有糸分裂を行わず，二分裂で増殖する．

真核生物と原核生物のいずれにも分類されない微生物

1．ウイルス

①ゲノム核酸が DNA か RNA のどちらか一方．

②細胞構造をもたない．

・リボソーム，ミトコンドリアなどをもたない．

 リボソームの沈降係数

リボソームは大小2種類の大きさのサブユニットからなり，その大きさは真核生物と原核生物で異なる．真核生物のものは80S リボソームとよばれ40S サブユニットと60S サブユニット，原核生物のものは70S リボソームとよばれ30S サブユニットと50S サブユニットで構成されている．

S は分子が遠心分離によってどれだけ動くか（沈降するか），つまり，沈降係数を表すスベドベリ単位（Svedberg unit）の頭文字であるが，リボソームのようなサブユニットで構成されている分子の沈降係数は「相加的（サブユニットの沈降係数を足したもの）」ではない．サブユニットが互いに結合している状態（80S リボソーム，70S リボソーム）では，結合部分の表面積が減少するため，全体の沈降係数が個々のサブユニットの沈降係数の相加値 ［和（40S＋60S，30S＋50S）］より小さくなる．

B 分類

学習の目標

☐ 分類基準
☐ 分類階級
☐ 命名法
☐ 微生物の分類（種類）

①分類（classification）：微生物がもつ多種多様な性状を比較して共通した性質をもつ群に分けること．

②同定（identification）：臨床材料などから分離された微生物の性状を調べて微生物の種類を決定すること．

③分類基準：形態的特徴，生化学的性状（代謝の形式，分解・合成反応など），免疫血清学的性状（抗原型，血清型など），分子生物学的分類（DNA の GC 含量，リボソーム RNA 遺伝子塩基配列の相同性など）．

1 微生物の分類階級（分類段階）と命名

1．分類階級

①上位から門（phylum），綱（class），目（order），科（family），属（genus），種（species），亜種（subspecies, subsp.）の順に分類される．ウイルスでは亜科（subfamily）の分類も用いられる．

②亜種以下の分類として，生物型（biovar または biotype），血清型（serovar または serotype）などがある．

2．細菌・真菌の命名法

①学名（国際命名規約で定める）は，ラテン語またはギリシャ語を基本とした二名法〔属名（genus）と種名（species）の 2 語組み合わせ〕で記載する．

②二名法による学名の表記例：

・*Escherichia coli*（エシェリキア・コリ，大腸菌）
・*Candida albicans*（カンジダ・アルビカンス）

③二名法に生物型を加えた表記例：*Vibrio cholerae* biovar *eltor*（エルトール型コレラ菌）．

④二名法に亜種名と血清型を加えた表記例：*Salmonella enterica* subsp. *enterica* serovar Typhi（サルモネラ・エンテリカ亜種エンテリカ血清型ティフィ，チフス菌）．

⑤学名の読みと和名（通俗名）の表記例：*Staphylococcus aureus* の読みはスタフィロコッカス・オウレウス，和名は黄色ブドウ球菌である．

3．ウイルスの命名法

①学名（公式名）はラテン語などによる二名法を用いない．

②公式分類では科名，亜科名，属名，種名を列記するが，通常は慣用名で表記する．

③公式名と慣用名の例：
- 公式名：family *Herpesviridae*，subfamily *Alphaherpesvirinae*，genus *Simplexvirus*，*Human herpesvirus 1*
- 慣用名：herpes simplex virus 1（単純ヘルペスウイルス 1 型）

 # 細菌の分類

1．一般細菌

①ペプチドグリカンを基本成分とする細胞壁をもち，Gram 染色でグラム陽性菌とグラム陰性菌に区別される．

②人工的な培地に発育し，二分裂で増殖する．

2．抗酸菌

細胞壁にミコール酸をもち，Gram 染色では染色されにくい．

3．マイコプラズマ

細胞壁をもたない．

4．リケッチア

①人工培地では発育できず，生きた細胞内でしか増殖できない（偏性細胞内寄生性）．

②感染・伝播にベクター（ノミ，シラミなど）の媒介を必要とする．

5．クラミジア

①人工培地では発育できず，生きた細胞内でしか増殖できない（偏性細胞内寄生性）．

②細胞壁にペプチドグリカンを含まない．

真菌の分類

1．糸状菌
①菌糸（真正菌糸）と分生子あるいは胞子を形成して増殖する．
②皮膚のケラチン含有組織に好んで侵入・感染する糸状菌のグループを，皮膚糸状菌とよぶ．

2．酵母
①大きさが 3～5 μm 程度の単細胞で，球形，楕円形，卵形状の形態を示す．
②出芽によって増殖する．
・分裂酵母とよばれる一部の菌種は二分裂を行う．
③仮性菌糸あるいは真正菌糸を形成するものがある．

3．二形性真菌
特定の環境条件下で糸状菌型と酵母型の形態変換を行う．

 ウイルスの分類

1．ゲノム核酸の種類による分類
①ウイルスのゲノム核酸は DNA または RNA のどちらか一方である．
②DNA ウイルス：ほとんどが二本鎖 DNA をもつが，一本鎖 DNA をもつものもある（パルボウイルス）．
③RNA ウイルス：ほとんどが一本鎖 RNA をもつが，二本鎖 RNA をもつものもある（レオウイルス）．

2．宿主の種類による分類
①動物ウイルス：ヒトおよび動物の細胞に寄生する．
②植物ウイルス：植物の細胞に寄生する．
③細菌ウイルス：細菌細胞に寄生する（バクテリオファージ）．

3．ヌクレオカプシドの対称性による分類
①らせん対称：コロナウイルス，インフルエンザウイルス，麻疹ウイルス，ムンプスウイルスなどがある．
②立方対称（正二十面体）：アデノウイルス，ノロウイルス，パルボウイルス，ポリオウイルス，コクサッキーウイルス，ヘルペスウイルスなどがある．
③複雑型（非対称型）：ポックスウイルス（痘そうウイルス，伝染性軟属腫ウイルスなど）．

4．エンベロープの有無による分類
5．ウイルスの大きさ

感染性をもつ完全なウイルス粒子をビリオンという．

①動物ウイルスでビリオンが最大のものはポックスウイルス（痘そうウイルス）で，長さが 300〜450 nm，幅が 170〜260 nm ほどである．

②動物ウイルスでビリオンが最小の DNA ウイルスはパルボウイルス（直径が 18〜26 nm），RNA ウイルスはピコルナウイルス（直径が約 20 nm）である．

 臨床微生物学

本科目では，総論的内容として微生物の分類・構造，染色法，発育と培養，滅菌と消毒，化学療法，感染と発症に関連する重要事項を学びます．さらに，各論的内容として病原微生物の基本性状と鑑別性状，感染症の特徴などを学びます．これらの内容をもとに感染症検査の重要性を理解し，臨床微生物検査に必要な知識を正しく確実に身につけてください．

2　微生物の形態，構造および性状

A　細菌の構造と性状

 細菌の形態

1．観察と大きさ

①通常は光学顕微鏡を用いる．

②一般的な細菌の形態，大きさ，染色による色調などを観察する場合には 1,000 倍（接眼レンズ 10 倍×対物レンズ 100 倍）に拡大して観察する．

③大きさの例：*Staphylococcus aureus*（黄色ブドウ球菌）を 1,000倍に拡大すると直径が約 1 mm の大きさにみえる．したがって，実際の大きさは直径が約 1/1,000 mm，つまり約 1 μm であり，これが細菌の大きさの目安になる．

2．形態と配列

①形態は球菌（coccus），桿菌（bacillus），らせん菌（spirillum）に分類される．桿菌は短桿菌，球桿菌，紡錘菌などに分類されることもある．

②らせん菌には *Campylobacter jejuni*（カンピロバクター・ジェジュニ），*Helicobacter pylori*（ヘリコバクター・ピロリ），*Treponema pallidum*（トレポネーマ・パリダム，梅毒トレポネーマ）などがある．

③球桿菌には *Acinetobacter baumannii*（アシネトバクター・バウマニ），*Haemophilus influenzae*（ヘモフィルス・インフルエンザ，インフルエンザ菌）などがある．

④配列は単在のほかに，双球状（双球菌），連鎖状〔連鎖（レンサ）球菌，連鎖桿菌〕，ブドウの房状（ブドウ球菌），四連球状（四連球菌），八連球状（八連球菌）などがある．

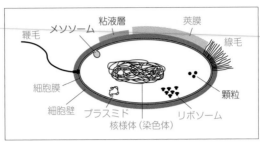

図 2-1　細菌の構造

表 2-1　細菌の構造物の機能と特徴

構造物	機能と特徴
細胞壁	ペプチドグリカンを含み細菌形態を保持する．構造と成分の違いからグラム陽性菌とグラム陰性菌に区別される．
細胞膜	菌体内外への物質の通過（出入り）を制御する．
核様体（染色体）	環状二本鎖 DNA からなるゲノム（genome）である．細菌の遺伝情報を担う．
莢膜	多糖体やペプチドからなる膜構造物である．食細胞の貪食・殺菌作用から自身を守る．
リボソーム	蛋白質の合成器官（沈降係数 70S）である．
鞭毛	運動器官である．つき方（着毛）により，周毛，単毛，両毛，束毛（叢毛）などに区別される．
線毛	付着に関与する付着線毛とプラスミドの伝達に関与する接合線毛（性線毛）がある．
顆粒	エネルギーの貯蔵に関与する．*Corynebacterium diphtheriae*（コリネバクテリウム・ジフセリエ，ジフテリア菌）の異染小体（ナイセル小体）などがある．
プラスミド	染色体とは別に細胞質で自己複製する DNA 分子である．
芽胞	*Bacillus*（バシラス）属と *Clostridium*（クロストリジウム）属の細菌が環境の悪化に伴って形成する休眠形である．乾燥，熱，消毒薬に対して抵抗性を示す．

⑤双球菌には *Moraxella catarrhalis*（モラクセラ・カタラーリス），*Neisseria gonorrhoeae*（ナイセリア・ゴノロエ，淋菌），*Neisseria meningitidis*（ナイセリア・メニンジティディス，髄膜炎菌），*Streptococcus pneumoniae*（ストレプトコッカス・ニューモニエ，肺炎球菌または肺炎レンサ球菌）などがある．

表 2-2 グラム陽性菌と陰性菌の細胞壁構成成分

主要な構成成分	グラム陽性菌	グラム陰性菌
ペプチドグリカン	+	+
含有量	30〜70%	1〜10%
厚さ	厚い（20〜80 nm）	薄い（7〜8 nm）
タイコ酸	+	−
外膜〔リポ多糖（LPS）とポーリン〕	−	+
リポ蛋白	−	+
リン脂質	−	+

ポーリン：β-ラクタム系薬などの低分子（分子量 900 以下）の取り込み機能を
もつ筒状蛋白.

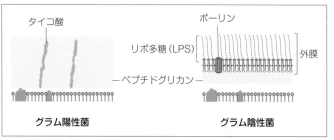

図 2-2 グラム陽性菌と陰性菌の細胞壁構造

3. 基本構造

①細菌の基本構造を**図 2-1**，主な構造物の機能と特徴を**表 2-1**に示す.

②グラム陽性菌とグラム陰性菌の細胞壁構成成分は**表 2-2**，**図 2-2**のように異なっている.

4. Gram（グラム）染色と形態による細菌の分類

①細菌は細胞壁構成成分と形態の違いによりグラム陽性球菌（*Staphylococcus aureus*, *Streptococcus pneumoniae* など），グラム陽性桿菌（*Corynebacterium diphtheriae*, *Bacillus* 属細菌, *Clostridium* 属細菌など），グラム陰性球菌（*Moraxella catarrhalis*, *Neisseria gonorrhoeae* など），グラム陰性桿菌（*Escherichia coli*, *Vibrio cholerae*, *Salmonella enterica* など），グラム陰性らせん菌

（*Campylobacter jejuni*, *Helicobacter pylori* など）に分類される.

②Gram 染色法〔Hucker（ハッカー）の変法〕は，グラム陽性菌と陰性菌をペプチドグリカン層の厚さの違いによって染め分ける染色方法で，塗抹標本の作製後に次の手順で染色を行う.

a. ハッカーのクリスタルバイオレット液で 30 秒〜1 分前染色し水洗.

b. ルゴール液で 1 分以上媒染し水洗.

c. エタノールで短時間（30 秒以内）の脱色を行い水洗.

d. サフラニン液で 30 秒〜1 分対比染色し水洗.

以上の方法により，グラム陽性菌が濃紫色，グラム陰性菌が淡紅色に染め分けられる.

Gram 染色法の原理

①前染色によって細菌の細胞壁ペプチドグリカン層にクリスタルバイオレット分子が浸透する.

②媒染によってルゴール液中のヨウ素イオンとクリスタルバイオレット分子が不溶性の複合体を形成する.

③短時間（30 秒以内）のエタノール脱色により，陰性菌の薄いペプチドグリカン層からは不溶性複合体が容易に溶出して脱色される．一方，陽性菌の厚いペプチドグリカン層からは不溶性複合体が溶出しにくく不溶性複合体が残る（濃紫色の状態が保持される）.

④脱色された陰性菌はサフラニン液などによる対比染色によって淡紅色に染め直される.

B　真菌の構造と性状

学習の目標

- [ ] 酵母
- [ ] 胞子
- [ ] 糸状菌
- [ ] 二形性
- [ ] 菌糸

---

①真菌は真核生物で，糸状菌（いわゆるカビ），酵母，キノコに大別される．

②真菌の細胞は細菌に比べて大きく，単細胞または多細胞の形態を示す．

 酵母（酵母様真菌）の形態

1．大きさ

①円形，卵円形，楕円形などの形態を示す単細胞である．

②直径は 2〜20 μm で，3〜5 μm（ブドウ球菌の 3〜5 倍の大きさ）のものが多い．

2．特徴

①通常は，出芽によって増殖する（**図 2-3**）．

・分裂酵母とよばれる一部の菌種は二分裂を行う．

②培養条件により，出芽細胞がつながった状態で長く伸び，菌糸のようにみえるものがある（仮性菌糸）．

③莢膜を形成するもの〔*Cryptococcus neoformans*（クリプトコックス・ネオフォルマンス）〕や厚膜胞子を形成するもの（*Candida*

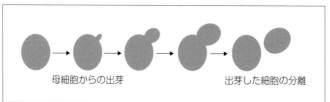

母細胞からの出芽　　　　　　　　出芽した細胞の分離

図 2-3　出芽による酵母様真菌の増殖

albicans）がある．

④多くは固形培地で細菌と同様の集落を形成する．

 糸状菌の形態

1．大きさ

①菌糸（真正菌糸）と胞子（分生子）を形成し，菌糸型真菌ともよばれる．

②菌糸は多核細胞体で幅は 3〜7 μm，長さは数 μm〜数十 μm である．

2．特徴

①菌糸は栄養分や水分を吸収する栄養菌糸と胞子を形成する気中菌糸に分類される．

②固形培地で独特の構造・色調の集落を形成する（巨大集落）．

 胞子の形態

1．大きさ

①胞子は球形状または卵円形の単細胞である．

②胞子の大きさは直径 5〜10 数 μm である．

2．特徴

①胞子には有性生殖によって形成される有性胞子と胞子嚢内に形成される無性胞子がある．

②有性胞子には卵細胞，接合胞子，子嚢胞子，担子胞子がある．

③無性胞子には遊走子，胞子嚢胞子，分生子がある．

④分生子が形成される柄となる部分を分生子柄という．

⑤分生子柄の頂端にみられるラケット状（フラスコ状）の構造物を頂嚢とよび，*Aspergillus*（アスペルギルス）属にみられる．

⑥1 つの糸状菌が 2 つの分生子を形成する場合，単細胞性の小さいものを小分生子，多細胞性の大きいものを大分生子という．

例：皮膚糸状菌とよばれる *Trichophyton*（トリコフィトン）属と *Microsporum*（ミクロスポルム）属は大分生子と小分生子を形成する．

4 二形性真菌

1．形態

　自然界や通常の培養環境（25〜30℃）で糸状菌型，感染組織内や栄養分に富む培地（血液含有培地で 35〜37℃）では酵母型の形態で増殖するなど，発育環境の条件によって 2 つの形態をとる．

2．特徴

①日本の国内に生息するもの〔*Sporothrix*（スポロトリックス）属〕と日本には生息しない輸入真菌〔*Coccidioides*（コクシジオイデス）属，*Paracoccidioides*（パラコクシジオイデス）属，*Blastomyces*（ブラストミセス）属，*Histoplasma*（ヒストプラズマ）属など〕がある．

②輸入真菌は感染力が強い．

ミトコンドリアをもたない真核生物

ミトコンドリアの起源は，古細菌（メタン生成菌）の細胞内に取り込まれて共生するようになったリケッチアの一種（αプロテオバクテリアのリケッチア目）と考えられている．ミトコンドリアは真核生物に必須〔メタモナス類の原虫（ランブル鞭毛虫など）は例外的にミトコンドリアから派生した構造物をもつ〕と考えられ，これまでにミトコンドリアまたはその派生構造物をもたない真核生物は発見されていなかった．

ところが，近年，メタモナス類のモノセルコモノイデス属のなかにミトコンドリアや関連する細胞小器官をもたない種が発見され，「ミトコンドリアは真核生物に必須である」という常識が覆された．

(Anna Karnkowskaほか：A Eukaryote without a Mitochondrial Organelle. *Current Biology*, 26：1274-1284, 2016)

C　ウイルスの構造と性状

> **学習の目標**
> □ ゲノム　　　　　　　　　□ エンベロープ
> □ カプシド　　　　　　　　□ スパイク

①ウイルスは細胞構造をもたない偏性細胞内寄生性の微生物で，ゲノム核酸は DNA または RNA のいずれか一方のみである．

②ウイルスは動物ウイルス，植物ウイルス，細菌ウイルス（バクテリオファージ）に分類される．

③感染性をもつ完全な形態のウイルス粒子をビリオン（virion）とよぶ．

ウイルスの形態

1．大きさ

①動物ウイルスで最大のビリオンを形成するのはポックスウイルスで，長さが 300～450 nm，幅が 170～260 nm ほどである．

②動物ウイルスで最小のビリオンを形成するのはパルボウイルス（直径 18～26 nm）とピコルナウイルス（直径約 20 nm）である．

2．基本構造

①ウイルスの基本構造を図 2-4 に示す．

②ゲノム核酸を包む蛋白質の殻（構成単位はカプソメア）をカプシド（capsid）とよぶ．

③ゲノム核酸とカプシドがヌクレオカプシド（nucleocapsid）を構成する．

④ウイルスには，感染細胞内で複製・合成されたヌクレオカプシドが，宿主細胞由来の膜（脂質二重層）をかぶって細胞外に放出されるものがあり，この膜をエンベロープ（envelope）とよぶ．

⑤エンベロープをもつウイルスには，その表面に蛋白質性の突起をもつものがあり，この突起物をスパイク（spike）とよぶ．

3．特徴

①ウイルスの増殖の基本は感染細胞内でのゲノム核酸の複製である．

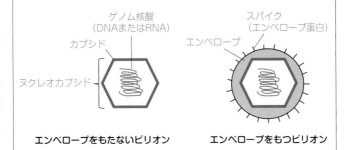

図 2-4　ウイルスの基本構造

②エンベロープをもつウイルスは，宿主細胞への感染時（宿主細胞
　上のレセプターと結合時）にエンベロープの作用が必要になる．
③エンベロープをもつウイルスは，エンベロープが破壊されると感
　染力を失う（失活する）．
④エンベロープは，胆汁酸，エーテルなどの脂溶性溶媒によって破
　壊される（胆汁が分泌される腸管に感染する下痢原性ウイルスは
　エンベロープをもたない）．
⑤一般に，エンベロープをもつウイルスよりエンベロープをもたな
　いウイルスの方が消毒薬に対する抵抗性が強い．

 ウイルスの起源

ウイルスの出現は 30 億年以上前と考えられ，仮説として「RNA ワールド
仮説」に基づく説がある．RNA ワールド仮説とは，約 40 億年前の生命の
出現が自己増殖性のリボザイム（酵素活性をもつ RNA）から出発したと考
え，ウイルスはこの自己増殖性 RNA から進化したという説である．植物に
感染するウイロイド（ウイルス類似体）の RNA はリボザイムとしての作用
をもち，RNA ワールドの面影を留めている存在と考えられている．仮説が
正しければ，ウイルスは細胞より先に出現したことになる．

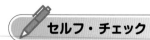

セルフ・チェック

A　次の文章で正しいものに○，誤っているものに×をつけよ．

	○	×
1. 真核生物は核膜をもつ．	□	□
2. 原核生物はミトコンドリアをもつ．	□	□
3. 真核生物のリボソームの大きさ（沈降係数）は 70S である．	□	□
4. 原核生物はゴルジ体をもたない．	□	□
5. 細菌は原核生物である．	□	□
6. 細菌の細胞壁の基本成分はキチンやセルロースである．	□	□
7. β-D-グルカンは真菌の細胞壁成分である．	□	□
8. 細菌は二分裂で増殖する．	□	□
9. *Mycoplasma pneumoniae* は細胞壁をもつ．	□	□
10. *Rickettsia prowazekii* は偏性細胞内寄生性である．	□	□
11. *Chlamydia trachomatis* は血液含有培地に発育する．	□	□
12. ウイルスは DNA と RNA をもつ．	□	□
13. *Escherichia coli* の *Escherichia* は種名である．	□	□
14. *Staphylococcus aureus* の和名（通俗名）は黄色ブドウ球菌である．	□	□
15. 細菌の芽胞は乾燥や熱に弱い．	□	□
16. *Bacillus anthracis* は芽胞を形成する．	□	□
17. 外膜はグラム陽性菌の細胞壁構成成分である．	□	□
18. タイコ酸はグラム陰性菌の細胞壁構成成分である．	□	□

A　1-○，2-×（真核生物はミトコンドリア，ゴルジ体などをもつ），3-×（80S），4-○，5-○，6-×（ペプチドグリカン），7-○，8-○，9-×（マイコプラズマ以外の原核生物は細胞壁をもつ），10-○，11-×（人工培地に発育しない），12-×（いずれか一方しかもたない），13-×（属名：Genus），14-○，15-×（乾燥，熱，消毒薬に抵抗性），16-○，17-×（グラム陰性菌），18-×（グラム陽性菌）

19. *Cryptococcus neoformans* は糸状菌である. □ □
20. *Candida albicans* は大分生子と真正菌糸を形成する. □ □
21. 二形性真菌は酵母型と糸状菌型の形態変換を起こす. □ □
22. すべてのウイルスがカプシドをもつ. □ □
23. すべてのウイルスがエンベロープをもつ. □ □

B

1. 原核生物で正しいのはどれか.
   - □ ① 細胞壁がない.
   - □ ② 核膜がない.
   - □ ③ 有糸分裂をする.
   - □ ④ ミトコンドリアがある.
   - □ ⑤ ゴルジ体がある.

2. 微生物の構造, 分類, 性状で正しいのはどれか.
   - □ ① ウイルスは核小体を有する.
   - □ ② 細菌はミトコンドリアを有する.
   - □ ③ マイコプラズマは細胞壁を有する.
   - □ ④ 真菌は原核生物である.
   - □ ⑤ リケッチアは偏性細胞内寄生性である.

19-×(酵母様真菌), 20-×(厚膜胞子と仮性菌糸を形成する), 21-○, 22-○,
23-×(もつものともたないものがある)
B 1-②(①マイコプラズマを除く原核生物は細胞壁をもつ. ③原核生物は二
分裂で増殖. ④, ⑤ミトコンドリアとゴルジ体をもつのは真核生物), 2-⑤(①,
②核小体とミトコンドリアをもつのは真核生物(ウイルスは細胞構造をもたず,
細菌は原核生物). ③マイコプラズマは細胞壁をもたない. ④真菌は真核生物)

3．真核生物はどれか．2つ選べ．
- □ ① カンジダ
- □ ② クラミジア
- □ ③ リケッチア
- □ ④ アスペルギルス
- □ ⑤ マイコプラズマ

4．ウイルスについて正しいのはどれか．
- □ ① 核膜がある．
- □ ② 単細胞である．
- □ ③ 有糸分裂する．
- □ ④ プラスミドを有する．
- □ ⑤ 偏性細胞内寄生性である．

5．ウイルスとクラミジアに共通する特徴はどれか．
- □ ① 二分裂で増殖する．
- □ ② リボソームを有する．
- □ ③ 抗生物質に感受性がある．
- □ ④ 光学顕微鏡で観察できる．
- □ ⑤ 増殖には生きた細胞が必要である．

6．真核生物はどれか．
- □ ① *Chlamydophila pneumoniae*
- □ ② *Cryptococcus neoformans*
- □ ③ *Mycoplasma pneumoniae*
- □ ④ *Rickettsia prowazekii*
- □ ⑤ *Streptococcus pyogenes*

3-①と④（②，③クラミジアとリケッチアは偏性細胞内寄生性の細菌（原核生物）．⑤マイコプラズマは細胞壁をもたない細菌（原核生物）），4-⑤（①核膜をもつのは真核生物．②細胞構造をもたない．③ウイルスの増殖の基本はゲノム核酸の複製．④プラスミドは細菌や一部の酵母の細胞質内にみられる），5-⑤（ともに偏性細胞内寄生性である．①～④クラミジアの特徴），6-②（②酵母様真菌．①，④偏性細胞内寄生性の細菌．③細胞壁をもたない細菌．⑤連鎖球菌）

7. RNA と DNA のいずれかのみを有するのはどれか. **2つ選べ.**
   - ☐ ① ウイルス
   - ☐ ② クラミジア
   - ☐ ③ リケッチア
   - ☐ ④ マイコプラズマ
   - ☐ ⑤ バクテリオファージ

8. 細胞膜の内側にあるのはどれか. **2つ選べ.**
   - ☐ ① 莢　膜
   - ☐ ② 外　膜
   - ☐ ③ ポーリン
   - ☐ ④ プラスミド
   - ☐ ⑤ リボソーム

9. グラム陽性菌とグラム陰性菌に共通する細胞壁の構成成分はどれか.
   - ☐ ① タイコ酸
   - ☐ ② リン脂質
   - ☐ ③ リポ多糖
   - ☐ ④ ペプチドグリカン
   - ☐ ⑤ β-D-グルカン

10. インフルエンザウイルスに認められるのはどれか. **2つ選べ.**
   - ☐ ① RNA
   - ☐ ② カプシド
   - ☐ ③ リボソーム
   - ☐ ④ ミトコンドリア
   - ☐ ⑤ ペプチドグリカン層

7-①と⑤（⑤細菌に寄生する細菌ウイルス），8-④と⑤，9-④（①グラム陽性菌．②，③グラム陰性菌．⑤真菌），10-①と②（ウイルスは細胞構造をもたない）

3 染色法

A 細菌の観察と染色法

> **学習の目標**
>
> ☐ 単染色 　　　　　　　　☐ 鞭毛染色
> ☐ Gram 染色 　　　　　　☐ 異染小体染色
> ☐ 抗酸菌染色 　　　　　　☐ Giménez 染色
> ☐ 芽胞染色 　　　　　　　☐ その他の染色法
> ☐ 莢膜染色

 単染色法

1．目的
1種類の染色液（パイフェル液，レフレルのアルカリメチレンブルー液など）による細菌細胞の染色.

2．手順
パイフェル液またはレフレルのアルカリメチレンブルー液で染色し水洗.

3．染色所見
①パイフェル液では赤色.
②レフレルのアルカリメチレンブルー液では淡い青色.

 Gram 染色法〔Hucker（ハッカー）の変法〕

1．目的
①Gram 陽性菌と陰性菌の染め分け（鑑別染色法）.
・細胞壁の構造の違いを反映して異なった色に染め分ける.

2．手順
①ハッカーのクリスタルバイオレット液で前染色し水洗.
②ルゴール（Lugol）液で媒染し水洗.
③エタノールで脱色し水洗.
④サフラニン液で対比染色し水洗.

3．染色所見

①Gram 陽性菌は濃紫色．
②Gram 陰性菌は淡紅色．
③芽胞と莢膜は染まらず抜けてみえる．

 # 3 抗酸菌染色法

 ## Ziehl-Neelsen（チール・ネールゼン）法

1．目的

Mycobacterium（マイコバクテリウム）属細菌（抗酸菌）の検出．

2．手順

①チールの石炭酸フクシン液で前染色（加温染色）し水洗．
②3％塩酸アルコールで脱色し水洗．
③レフレルのアルカリメチレンブルー液で対比染色し水洗．

3．染色所見

①*Mycobacterium* 属細菌は赤色．
②その他の細菌や生体成分は淡い青色．

 ## auramine（オーラミン）染色（蛍光染色）

1．目的

Mycobacterium 属細菌（抗酸菌）の検出．

2．手順

①オーラミン液で前染色し水洗．
②3％塩酸アルコールで脱色し水洗．
③レフレルのアルカリメチレンブルー液で対比染色し水洗．

3．染色所見（蛍光顕微鏡で観察）

Mycobacterium 属細菌は黄色蛍光．

 ## Kinyoun（キニヨン，キニオン）染色

1．目的

Nocardia（ノカルジア）属細菌（弱抗酸性菌）の検出．

2. 手順

①キニヨンの石炭酸フクシン液で前染色（加温染色）し水洗.

②0.5〜1％硫酸水で脱色し水洗.

③レフレルのアルカリメチレンブルー液で対比染色し水洗.

3. 染色所見（蛍光顕微鏡で観察）

①*Nocardia* 属細菌は赤色.

②その他の細菌や生体成分は淡い青色.

4 芽胞染色法

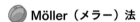 Möller（メラー）法

1. 目的

Bacillus 属，*Clostridium* 属細菌が形成する芽胞の検出.

2. 手順

①5％クロム酸水溶液で脱脂（媒染）し水洗.

・廃液の管理と適切な処理が必要.

②チールの石炭酸フクシン液で前染色（加温染色）し水洗.

③1〜3％硫酸水で脱色し水洗.

④レフレルのアルカリメチレンブルー液で対比染色し水洗.

3. 染色所見

①芽胞は赤色.

②菌体は淡い青色.

Wirtz（ウィルツ）法

1. 目的

Bacillus 属，*Clostridium* 属細菌が形成する芽胞の検出.

2. 手順

①5％マラカイトグリーン液で前染色（加温染色）し水洗.

②0.5％サフラニン液で対比染色し水洗.

3. 染色所見

①芽胞は緑色.

②菌体は赤色.

5 莢膜染色法〔Hiss（ヒス）法〕

1．目的

菌体周囲に形成される莢膜の証明.

2．手順

①ゲンチアナバイオレット液またはフクシン液で前染色（加温染色）し水洗.

②20％硫酸銅水溶液で分別（洗い流す）.

3．染色所見

①ゲンチアナバイオレット液では莢膜が淡紫色，菌体が濃紫色.

②フクシン液では莢膜が淡紅色，菌体が紅色.

6 鞭毛染色法〔Leifson（レイフソン）法〕

1．目的

①鞭毛の証明と着毛（つき方）の分類.

・鞭毛は細く，離脱・破壊されやすいので，次の方法で標本を作製.

  a. 被検菌の培養液に中性ホルマリンを加えて固定.

  b. 固定培養液の遠心（2,000〜3,000 rpm）と細胞の洗浄，細胞懸濁液の調製.

  c. 細胞懸濁液をスライドガラスの一端にのせた後に傾け，菌液をゆっくりと他端に向けて流し，自然乾燥.

2．手順

①上述の標本面に染色液〔パラローズアニリン，タンニン酸（鞭毛を膨化させる作用をもつ）を含む〕を注ぎ，染色液全体が混濁するまで放置.

②染色液を標本面から浮き上がらせるように水洗し乾燥.

3．染色所見

鞭毛と菌体が共に濃赤色.

7 異染小体染色法〔Neisser（ナイセル）法〕

1．目的

Corynebacterium diphtheriae の細胞質内顆粒（異染小体，ナイセル小体）の証明.

2．手順
①ナイセル液で前染色し水洗.
②クリソイジン液で対比染色（染色後の水洗はしない）.

3．染色所見
①異染小体は黒褐色.
②菌体は黄色.

Giménez（ヒメネス）染色法

1．目的
Legionella（レジオネラ）属細菌などの細胞内寄生性細菌の証明.

2．手順
①リン酸緩衝石炭酸フクシン液で前染色し水洗.
②マラカイトグリーン液で対比染色し水洗（2度繰り返す）.

3．染色所見
①菌体は赤色.
②生体細胞などの背景は青緑色～青色.

その他の染色法

①リケッチアやクラミジアの染色は Giemsa（ギムザ）染色.
②*Chlamydia trachomatis*（クラミジア・トラコマチス，トラコーマクラミジア）の封入体の染色はヨード染色.
③通常の色素で染まりにくい *Treponema pallidum* の検出は鍍銀染色.
④マイコプラズマの集落の染色は Dienes(ディーンス)法や Giemsa 染色.

B　真菌の観察と染色法

1　KOH 法〔水酸化カリウム透徹法（浸漬法）〕

1．目的
皮膚，毛髪，爪などの検体中の真菌の直接観察．

2．手順
①スライドガラスに検体の小片をのせる．
②小片に 10〜20% KOH 液（水酸化カリウム透徹液）を滴下し，カバーガラスをかけ 5〜10 分間放置．

3．染色所見
真菌の構造物の輪郭が観察できる（構造の詳細は 400 倍で観察）．

2　墨汁法（陰性染色法）

1．目的
①*Cryptococcus neoformans* の菌体・莢膜の検出．
・背景を墨汁で黒くして菌体・莢膜の輪郭を観察する方法（陰性染色法）である．

2．手順
①スライドガラスに墨汁を滴下．
②墨汁に検体を加えて混合しカバーガラスをかける．

3．染色所見
①酵母様の菌体は無色で球形状．
②莢膜は菌体周囲に白く抜けてみえる．

ラクトフェノールコットンブルー染色法

1．目的
真菌の構造観察.

2．手順
①スライドガラスにラクトフェノールコットンブルー液を滴下.
・ラクトフェノールコットンブルー液：ラクト〔乳酸（菌の固定を目的とする）〕，フェノール〔石炭酸（殺菌を目的とする）〕，コットンブルー（染色色素）を含み，固定，殺菌，染色が同時に行われる.
②カギ型白金線などで分離培地上の真菌をとり，染色液に浮遊させてカバーガラスをかける.
・培地上の真菌をセロハンテープでとる方法もある.

3．染色所見
菌糸・胞子などの構造物は濃青色～淡青色.

 その他の染色法

病巣組織断面をスライドガラスに擦りつけた標本や，喀痰や気管支洗浄液などの標本は，Gram 染色，PAS 染色，Giemsa 染色，Grocott（グロコット）染色，Toluidine blue（トルイジンブルー）染色などで観察する場合がある.

 Gram 染色の媒染操作

媒の音読みは「ばい」，訓読みは「なかだち」である．媒染は，染色対象物と色素の間の親和性や保持性が低い場合に，仲立ち（媒介役）を用いて染色性を強くする操作である．Gram 染色（ハッカーの変法）では，ハッカーのクリスタルバイオレット液で前染色（グラム陽性菌もグラム陰性菌も染まる）した後にルゴール液（ヨウ素溶液）で媒染を行う．媒染の反応で生じた色素-ヨウ素複合体（不溶性沈殿物）は，グラム陽性菌の厚いペプチドグリカン層での保持性が高く，後に行うエタノール脱色では流出されにくくなる．一方，グラム陰性菌はペプチドグリカン層が薄く容易に流出してしまい無色になるため，サフラニン液による対比染色（陽性菌との比較のための染色）によって染め直される.

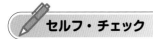
セルフ・チェック

A 次の文章で正しいものに○，誤っているものに×をつけよ．

	○	×
1. *Escherichia coli* は Gram 染色で濃紫色に染まる．	☐	☐
2. *Staphylococcus aureus* は Gram 染色で濃紫色に染まる．	☐	☐
3. auramine 法は抗酸菌染色である．	☐	☐
4. Ziehl-Neelsen 法では加温染色を行う．	☐	☐
5. *Mycobacterium leprae* は Ziehl-Neelsen 法で赤色に染まる．	☐	☐
6. Hiss 法ではエタノールによる脱色を行う．	☐	☐
7. Leifson 法では塗抹標本の火炎固定を行う．	☐	☐
8. Neisser 法は *Corynebacterium diphtheriae* の鑑別同定に有用である．	☐	☐
9. Giménez 染色法は *Legionella pneumophila* に特有な染色法である．	☐	☐
10. Gram 染色標本中の芽胞は濃紫色に染まる．	☐	☐
11. 芽胞染色では前染色時に加温を行う．	☐	☐
12. *Candida albicans* は Gram 染色で淡紅色に染まる．	☐	☐
13. 墨汁法は陰性染色法である．	☐	☐
14. ラクトフェノールコットンブルー染色法では固定，殺菌，染色が同時に行われる．	☐	☐

A 1-× (グラム陰性なので淡紅色に染まる)，2-○ (グラム陽性なので濃紫色に染まる)，3-○，4-○，5-○，6-× (硫酸銅水溶液による分別を行う)，7-× (被検菌培養液のホルマリン固定)，8-○，9-× (この細菌に特有な染色法ではない．細胞内寄生性細菌の証明に用いる)，10-× (無色で抜けてみえる)，11-○，12-× (グラム陽性なので濃紫色に染まる)，13-○，14-○

B

1. Gram 染色について正しいのはどれか.
   - ☐ ① 芽胞は Gram 陽性に染まる.
   - ☐ ② 脱色にはルゴール（Lugol）液を用いる.
   - ☐ ③ サフラニン液は対比染色に用いる.
   - ☐ ④ エタノールでクリスタルバイオレットを定着させる.
   - ☐ ⑤ 細胞膜の構造の違いを反映して細菌を染め分ける.

2. 加温が必要な染色法はどれか. **2つ選べ**.
   - ☐ ① 墨汁法
   - ☐ ② Gram 染色法
   - ☐ ③ Giménez 染色法
   - ☐ ④ 芽胞染色法（Möller 法）
   - ☐ ⑤ 抗酸菌染色法（Ziehl-Neelsen 法）

3. 結核菌を検出するのに適切なのはどれか.
   - ☐ ① Gram 染色
   - ☐ ② Neisser 染色
   - ☐ ③ Giménez 染色
   - ☐ ④ Grocott 染色
   - ☐ ⑤ auramine 染色

B 1-③（①芽胞は染まらず抜けてみえる. ②, ④脱色にはエタノールを用いる. ルゴール液は媒染に用いられクリスタルバイオレットを定着させる. ⑤細胞壁の構造の違い）, 2-④と⑤, 3-⑤（抗酸菌染色を選ぶ. ①Gram 陽性菌と陰性菌の鑑別. ②*Corynebacterium diphtheriae* の異染小体の証明. ③細胞内の *Legionella*, ④*Pneumocystis* などの真菌を検出）

4．細菌の形態と染色法の組合せで正しいのはどれか．
- [ ] ① 異染小体———Leifson 法
- [ ] ② 芽　胞———Wirtz 法
- [ ] ③ 莢　膜———Grocott 染色
- [ ] ④ 抗酸菌———Neisser 染色
- [ ] ⑤ 鞭　毛———Hiss 法

5．微生物と染色法の組合せで**誤っている**のはどれか．
- [ ] ① *Pneumocystis jirovecii*———Giemsa 染色
- [ ] ② *Legionella pneumophila*———Giménez 染色
- [ ] ③ *Cryptococcus neoformans*———墨汁染色
- [ ] ④ *Treponema pallidum*———鍍銀染色
- [ ] ⑤ *Chlamydia trachomatis*———Ziehl–Neelsen 法

4-② （①Neisser 染色，③Hiss 法，④Ziehl–Neelsen 法や auramine 染色，⑤ Leifson 法），5-⑤ （Giemsa 染色．Ziehl–Neelsen 法は抗酸菌染色で，*Mycobacterium* 属細菌の検出に用いる）

4　発育と培養

A　細菌の発育

> ┌ 学習の目標 ┐
> □ 代謝の種類　　　　　　　□ 細菌の栄養素
> □ 細菌の増殖様式　　　　　□ 細菌の発育に必要な条件
> □ 細菌の増殖曲線

　細菌の代謝（bacterial metabolism）：分解代謝〔エネルギー産生（ATP 産生）〕と合成代謝（菌体構成成分などの合成）に分けられる.

1　代謝

1．代謝の種類と機構

（1）好気的呼吸

　オキシダーゼ（チトクロームオキシダーゼ）などが関与.
　⇒オキシダーゼテストで判定.

（2）嫌気的呼吸

　硝酸塩還元酵素（亜硝酸塩→硝酸塩）などが関与.
　⇒硝酸塩還元テストで判定.

（3）発酵

　細菌は嫌気的条件下では発酵によって ATP を産生.
　①混合酸発酵：腸内細菌科はブドウ糖を発酵して複数の酸を産生.
　　⇒ブドウ糖発酵テストで判定.
　②ブタンジオール発酵：ピルビン酸からアセトインを生成.
　　⇒VP テストで判定.

（4）解糖系

　①エムデン・マイヤーホフ経路：腸内細菌科や *Vibrio*（ビブリオ）属などの多くにみられる.
　②エントナー・ドゥドロフ経路：*Pseudomonas*（シュードモナス）属にみられる.

(5) 炭水化物の分解

①アミラーゼによるデンプンの分解：

デンプン→ブドウ糖（グルコース）＋麦芽糖（マルトース）

②β-ガラクトシダーゼによる乳糖（ラクトース）の分解：

乳糖→ブドウ糖（グルコース）＋ガラクトース

③インベルターゼによる白糖（スクロース）の分解：

白糖→ブドウ糖（グルコース）＋果糖（フルクトース）

④マルターゼによる麦芽糖（マルトース）の分解：

麦芽糖→ブドウ糖（グルコース）＋ブドウ糖（グルコース）

(6) 窒素化合物の分解

①プロテアーゼによる蛋白質のペプチド・アミノ酸への分解.

②加水分解反応によるトリプトファンの分解：

トリプトファン→インドール＋ピルビン酸＋アンモニア

⇒インドールテストで判定.

③脱アミノ反応によるトリプトファンの分解：

トリプトファン→インドールピルビン酸（IPA）＋アンモニア

⇒IPA テストで判定.

④脱炭酸反応によるリジン, オルニチンの分解：

リジン→カダベリン＋CO_2（リジン脱炭酸反応）.

⇒リジン脱炭酸テストで判定.

オルニチン→プトレシン＋CO_2（オルニチン脱炭酸反応）

⇒オルニチン脱炭酸テストで判定.

(7) 脂肪の分解

①リパーゼによる脂肪（トリグリセライド）の分解：

トリグリセライド→グリセロール＋脂肪酸

⇒リパーゼテストで判定.

②レシチナーゼによるホスファチジルコリン（レシチン）の分解：

レシチン→ホスホリルコリン＋ジアシルグリセロール

⇒レシチナーゼテスト（卵黄反応）で判定.

2 細菌の増殖

1．細菌の増殖様式

細菌は二分裂で増殖する(母細胞が分かれて 2 つの娘細胞になる).

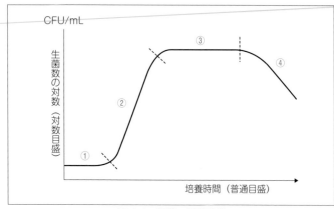

図 4-1　細菌の増殖曲線

2．世代時間（倍加時間）

細菌の 1 回の分裂に要する時間．

3．代表的な菌種の世代時間

①*Vibrio parahaemolyticus*（ビブリオ・パラヘモリティカス，腸炎ビブリオ）：約 10 分．

②*Escherichia coli*：約 30 分．

③*Staphylococcus aureus*：約 40 分．

④*Mycobacterium tuberculosis*（マイコバクテリウム・ツベルクローシス，ヒト型結核菌）：約 15 時間（*Escherichia coli* の約 30倍）．

4．細菌の増殖曲線

液体培地での生菌数の消長（増殖状態の継時的変化）をグラフにしたものを増殖曲線という（図 4-1）．縦軸は生菌数（CFU/mL）の対数，横軸は培養時間を表す．

①誘導期（遅滞期）：新しい環境に適応し，増殖の準備をしている時期（菌体が最も大きくなる）．

②対数増殖期：一定の速度で安定的に増殖している時期（酵素活性が最も活発）．

・この時期の細菌が薬剤感受性検査に適している．

③定常期（静止期）：増殖菌数と死滅菌数がほぼ同数になる時期（生菌数がほぼ一定）．

④死滅期（減少期，衰退期）：増殖環境が劣悪になって死滅菌が多くなる時期（生菌数が減少）．

 ## 3 細菌数の測定法

1．生菌数測定法（定量培養）
①平板培地塗布法．
②混釈平板培養法．

2．比濁法
マクファーランド濁度標準液（McF No.0.5〜10）による方法．

 ## 4 栄養素

1．炭素源
①単糖類：ブドウ糖（グルコース），果糖（フルクトース），ガラクトース，マンノースなど．
②糖アルコール：ソルビトール（ソルビット），マンニトール（マンニット）など．
・腸管出血性大腸菌 O157 はソルビトール非分解または遅分解．
・*Staphylococcus aureus* はマンニトール分解．
③二糖類：乳糖（ラクトース），白糖（スクロース），麦芽糖（マルトース）など．

 定量培養法による尿中菌数の測定

滅菌生理食塩水で中間尿の 10 倍希釈系列をつくり，次の①または②の方法で生菌数を測定する．
①平板培地塗布法：希釈液 10 μL または 100 μL を寒天平板に塗布し一定時間培養する．形成された集落の数をカウントし，尿 1 mL 中の生菌数を算出する．
②混釈平板培養法：希釈液 10 μL または 100 μL をシャーレに入れ，滅菌後に温度が 50℃以下に下がった寒天培地を流し込んで混釈する．一定時間培養した後に形成された集落の数をカウントし，尿 1 mL 中の生菌数を算出する．
例：100 倍希釈尿 10 μL を培養して集落が 10 個形成された場合の尿中菌数は，10×100×100＝10^5（CFU/mL）となる．
　　（10 μL は 0.01 mL．1 mL 中の生菌数をみるために×100 した．）

- 腸内細菌科の細菌は乳糖分解菌と非分解菌に区別される.
- *Vibrio* 属の細菌は白糖分解菌と非分解菌に区別される.
- *Neisseria gonorrhoeae* は麦芽糖非分解菌, *Neisseria meningitidis* は麦芽糖分解菌である.

④有機酸：クエン酸, マロン酸など.
- *Escherichia coli*, *Shigella*（シゲラ）属はクエン酸塩利用能テスト陰性, *Enterobacter*（エンテロバクター）属, *Klebsiella*（クレブシエラ）属, *Serratia*（セラチア）属はクエン酸塩利用能テスト陽性である（陽性菌はクエン酸取り込み酵素をもつ）.

2．窒素源
①アミノ酸, ペプチド, 蛋白質.
- 蛋白質はプロテアーゼによってペプチド, アミノ酸に分解される（ペプトン化）.

②窒素化合物（アンモニウム塩, 亜硝酸塩, 硝酸塩など）.

3．イオン
①単原子イオン：Na^+, K^+, Mg^{2+}, Ca^{2+}, Zn^{2+}, Cu^{2+}, Fe^{2+}, Co^{2+}, Mn^{2+}, Cl^- など.
②多原子イオン：NH_4^+, SO_4^{2-}, PO_4^{3-} など.

4．発育因子
①自ら合成できない発育必須物質で, 培地への添加が必要：ヘミン（X因子）, NAD（V因子）, 一部のアミノ酸（L−システイン, L−メチオニンなど）, ビタミンK（メナジオン）など.
- *Haemophilus influenzae* は発育にX因子とV因子を要求する.

 ## 5　細菌の発育に必要な条件

1．酸素の需要（酸素の必要性）：酸素の必要性の違いによる細菌の分類
①偏性好気性菌：発育に遊離酸素（O_2）を必要とし, 通常の大気中（O_2濃度21％）でよく発育.
②通性嫌気性菌（通性菌）：O_2の有無にかかわらず発育.
③微好気性菌：O_2濃度3〜15％で発育.
④偏性嫌気性菌：O_2がない環境（酸化還元電位が−200 mV以下）で発育.

2．水素イオン濃度（pH）：主な細菌の発育至適 pH

①*Vibrio* 属：pH7.6〜8.2（発育可能 pH は 6.0〜10.0）．

・TCBS 寒天培地は *Vibrio* 属の選択分離培地で pH は 8.8．

②多くの病原細菌：pH7.0〜7.6．

・マンニット食塩培地（マンニトール食塩培地）は *Staphylococcus* 属の選択分離培地で pH は 7.3．BTB 乳糖加寒天培地は腸内細菌科の非選択分離培地で pH は 7.4．

③*Legionella* 属：pH6.9±0.1．

・B-CYE 寒天培地は *Legionella* 属の非選択分離培地で pH は 6.9．

④*Mycobacterium* 属：pH6.4〜7.0．

⑤*Lactobacillus*（ラクトバシラス）属：pH5.5〜6.2．

3．温度：発育温度の違いによる細菌の分類

①高温細菌：発育至適温度 50〜60℃，発育可能温度 25〜90℃．

②中温細菌（病原細菌の多く）：発育至適温度 30〜37℃，発育可能温度 10〜45℃．

・病原性ナイセリアの発育可能温度域は狭い（35〜37℃）．

③低温細菌：至適温度 10〜20℃，発育可能温度 0〜25℃．

4．浸透圧〔塩化ナトリウム（塩）濃度〕：発育に適した塩濃度による細菌の分類

①塩感受性菌（普通の細菌）：高塩濃度では増殖しにくい．

・発育可能塩濃度 0〜1.5％．

②耐塩性菌（食塩耐容性菌）：高塩濃度でも増殖できる．

・発育可能塩濃度 0〜10％．

＊*Enterococcus*（エンテロコッカス）属や *Staphylococcus* 属など．

③好塩性菌：増殖に塩を必要とする．

・発育可能塩濃度 0.03〜15％以上．

＊*Vibrio* 属など海水中に分布する細菌（海洋細菌）の多くが該当．

5．二酸化炭素（CO_2）

①CO_2（炭酸ガス）要求菌は発育に 3〜10％の CO_2 を必要とする．

・病原性ナイセリア（*Neisseria gonorrhoeae*，*N. meningitidis*）．

B　真菌の発育

 真菌の代謝

1．好気的呼吸（酸素呼吸）

　真菌は細胞内に「酸素呼吸によるエネルギー産生」を担うミトコンドリアをもち，酸素呼吸によってエネルギー代謝を行う．

2．グリオキシル酸回路

　真菌は TCA 回路の副側路としてグリオキシル酸回路をもち，イソクエン酸からグリオキシル酸を介してリンゴ酸を生成する．

3．エルゴステロール合成経路

　エルゴステロールは真菌の細胞膜の重要な構成脂質で，アセチルCoA からメバロン酸，スクアレン，ラノステロールを経て合成される．

4．アルコール発酵

　酵母や酵母様真菌は糖のアルコール発酵で ATP を産生できる．

5．二形性真菌の代謝

　二形性真菌では，一般に酵母型は発酵，糸状菌型は好気的呼吸を行う．

 真菌の増殖様式

1．酵母・酵母様真菌

　①出芽：*Candida* 属，*Cryptococcus* 属，*Trichosporon*（トリコスポロン）属，*Malassezia*（マラセチア）属．
　②二分裂：分裂酵母〔*Schizosaccharomyces*（スキゾサッカロマイセス）属，Schizo–は分裂という意味〕，*Pneumocystis*（ニューモシスチス）属の栄養型．

2．糸状菌

　菌糸が先端成長と分岐（分枝）で増殖し，胞子を形成．

3．二形性真菌

環境中では糸状菌型，生体内では酵母型で発育．

3 真菌の栄養素

真菌の生合成能力は高く，複雑な栄養要求性を示すものは少ない．
炭素源と無機塩のみで増殖するものもある．

1．炭素源

糖，アミノ酸，炭化水素など．

2．窒素源

アミノ酸，アンモニウム塩など．

3．イオン

$SO_4{}^{2-}$ など．

4．発育因子

ビオチン，チアミン要求性のものがある．

4 真菌の発育に必要な条件

1．酸素の需要

多くが偏性好気性〔*Saccharomyces*（サッカロマイセス）属は通性
嫌気性〕．

2．水素イオン濃度（pH）

①中性付近でも発育するが，弱酸性でよく発育するものが多い（発
　育至適 pH は 4.5〜6.0）．
・真菌用培地の pH は 5.6 に設定されることが多い．

3．温度

①発育至適温度は 25〜30℃．
・病原性真菌は 37℃ でも発育する．

水素イオン濃度（pH）
pH7 が中性．数値が低くなるにつれて酸性，高くなるにつれてアルカリ性
が強くなる．

C ウイルスの増殖

ウイルスは偏性細胞内寄生性：ウイルスはエネルギーを産生できず，蛋白質合成もできない．生きた細胞（宿主細胞）に感染して，そのエネルギー代謝やリボソームなどを利用して増殖する．

ウイルスの増殖過程

ウイルスの増殖のしかたは二分裂や有糸分裂ではない．以下のステップを経て段階的に進行する．

1．吸着

①ビリオン表面（エンベロープ，カプシド，スパイク）の受容体結合蛋白が宿主細胞表面の受容体と特異的に結合．

・受容体をもつ細胞・臓器・組織のみに感染（臓器・組織親和性）．

2．侵入

吸着したウイルスが宿主細胞内に入る．

3．脱殻

カプシドがはずれて（ヌクレオカプシドが解体して）ゲノム核酸のみになる．

4．複製と合成

ゲノム核酸のコピーができ，カプシドの構造蛋白がつくられる．

5．ウイルス粒子の形成

ゲノム核酸とカプシドが集合し，ヌクレオカプシドが形成される．

6．放出

①増殖したウイルス粒子が宿主細胞外に放出される．

・細胞の膜をかぶって放出される（出芽する）場合，これがエンベロープになる．

2 暗黒期

　ヌクレオカプシドが解体して新たなウイルス粒子が形成されるまでの間に，ビリオンが検出されない時期があり，この時期を暗黒期（エクリプス）とよぶ．

風変りなウイルス
――一本鎖 DNA ウイルスと二本鎖 RNA ウイルス

①パルボウイルス（parvovirus）：伝染性紅斑（りんご病）の原因ウイルスとして知られているパルボウイルスは一本鎖 DNA のゲノムをもつ．パルボ（parvo）はラテン語の parvus（英語では small）を語源とし，その名が表すとおりヒトに感染するウイルスでは最も小さい（直径 18~26 nm）．

②レオウイルス（reovirus）：胃腸炎，上気道炎などの原因ウイルスとして知られているレオウイルスは二本鎖 RNA のゲノムをもつ．レオ（reo）は，発見当初の名前〔気道と腸管から検出されるが疾患との関連が不明確な孤児ウイルス（respiratory enteric orphan virus）〕の３つの頭文字（r, e, o）を並べたものである．大きさは直径 60~100 nm，代表的な種は嘔吐下痢症を起こすロタウイルスである．

D 培地・培養法・培養環境

学習の目標

□ 培地の分類　　　　　　□ 嫌気培養
□ 細菌の培養法　　　　　□ 炭酸ガス培養
□ 好気培養　　　　　　　□ 微好気培養

培地

微生物の発育に必要な栄養素を含む液体状または固形状のものを培地とよぶ.

1．培地の成分

①ペプトン（アミノ酸，ペプチドなどを含む）.

②肉エキス（アミノ酸，可溶性蛋白，糖類，有機酸類，リン酸などを含む）.

③酵母エキス（アミノ酸，ビタミン類などを豊富に含む）.

④糖類（ブドウ糖や乳糖などの糖，マンニトール（マンニット）などの糖アルコール）.

⑤血液および血清（種々の発育因子を含む）：血液は細菌の溶血性を観察するために加える場合がある（血液寒天培地）.

⑥発育因子（ヘミン，NAD，ビタミンK，ある種のアミノ酸など）.

⑦胆汁および胆汁酸塩：培地の選択成分や菌の糖分解性の指示薬（酸性下で析出・白濁）として添加.

・胆汁エスクリン培地，BBE 寒天培地，TCBS 寒天培地，SS 寒天培地，DHL 寒天培地，マッコンキー（MacConkey）寒天培地など.

⑧卵黄：レシチナーゼ反応（卵黄反応）を観察するため.

・卵黄加マンニット食塩培地（卵黄加マンニトール食塩培地），卵黄加 CW 寒天培地など.

⑨pH 指示薬：菌の発育（代謝）による培地 pH の変化を知るため.

・ブロムチモールブルー（BTB），フェノールレッド（PR）など.

⑩寒天：培地を固形にするために加える．通常の寒天培地の寒天濃度は 1.2～1.5%，半流動寒天培地の寒天濃度は 0.3～0.5%.

2．培地の形状による分類

①液体培地：ブイヨンまたはブロスとよばれる．
- ハートインフュージョンブイヨン，ミューラー・ヒントン（Mueller Hinton）ブイヨン，セレナイト培地など．

②固形培地：必要な栄養素を寒天で固めた培地で，平板培地，高層培地，斜面培地，半斜面培地として使用．血清や卵を熱凝固させて固める培地もある〔レフレル（Löffler）培地（血清），小川培地（卵）など〕.

3．培地の使用目的による分類

①一般増殖用培地：細菌の純粋培養や継代（植え継ぎ）に用いる．

②非選択増菌培地：菌数が少ない検体から細菌を増殖させ，増殖菌を分離培養に用いる．

③選択増菌培地：選択物質を含み，特定の細菌のみを確実に増殖させる．増殖菌を分離培養に用いる場合もある．
- パイク（Pike）培地，セレナイト培地，アルカリペプトン水など．

④非選択分離培地：検体に含まれる細菌の集落をランダムに形成させ，集落の性状などを比較して目的の細菌を検出する．
- 血液寒天培地，チョコレート寒天培地，GC 寒天培地，BTB 乳糖加寒天培地など．

⑤選択分離培地：選択物質を含み，目的の細菌の集落を形成させる．集落の特徴を区別しやすくしたものがある．
- サイアー・マーチン（Thayer-Martin）培地，BBE 寒天培地，CCFA培地，NAC 寒天培地，SS 寒天培地，TCBS 寒天培地，PPLO 寒天培地など．

⑥確認（鑑別）培地：さまざまな代謝反応による生化学的性状，運動性などの生物学的性状を調べ，菌群・菌種同定のための情報を得る．
- TSI 寒天培地，クリグラー（Kligler）鉄寒天培地，LIM 培地，SIM培地，VP 半流動培地，シモンズのクエン酸塩培地，メラー（Möller）培地，アセトアミド培地，キング（King）A 培地など．

⑦保存・輸送培地：保存・輸送の際，検体中の菌の死滅を防ぐために用いる．
- キャリー・ブレア（Cary-Blair）培地など．

⑧継代保存培地：菌株を長期間保存するために用いる．
- カジトン半流動培地，ドルセット卵培地など．

培養法

1. 細菌の同定検査で行う培養の種類
①増菌培養：非選択増菌培地または選択増菌培地による方法.
②分離培養：非選択分離培地または選択分離培地による方法.
③確認培養：各種性状確認培地による方法.

2. 接種方法：検査材料や細菌を培地に接種する（植える）方法
①画線培養法：白金耳でとった検査材料を寒天平板培地に塗抹する方法. 主に, 単独の集落を得るための分離培養に用いる.
②穿刺培養法：白金線でとった菌を半流動寒天培地などに刺して培養する方法. 確認培養や菌を保存する場合に用いる.
③混釈平板培養法：尿などの検査材料に含まれる生菌数を算定するための方法. 一定量の検体と50℃程度の滅菌済み寒天培地を混釈して固めて培養し, 形成された集落数をカウントして検体1 mL 中の生菌数を計算する.

3. 培養環境
①好気培養法：通常の大気中（O_2約 21％, CO_2約 0.04％）で培養.
②炭酸ガス培養法：CO_2 が 3〜10％存在する密閉容器内や専用の培養器内で培養. 簡便法として古典的なろうそくびん培養法やガス発生袋を用いる方法がある.
③微好気培養法：O_2 が 5％, CO_2 が 10％存在する密閉容器内や専用の培養器内で培養. 簡便法として微好気培養用のガス発生袋を用いる方法がある.
④嫌気培養法：チェンバー内の O_2 を除き, 混合ガス〔N_2（80％）, CO_2（10％）, H_2（10％）〕の自動供給により厳密な嫌気状態を保ったなかで培養. 簡便法として嫌気培養用のガス発生袋とカタリスト（密閉容器内の O_2 を H_2O にする常温触媒）を用いる方法がある.

5 遺伝と変異

A 遺伝子

 細菌の DNA

1．遺伝子

　DNA は 4 種類の核酸塩基〔チミン（T），アデニン（A），シトシン（C），グアニン（G）〕からなり，遺伝子は各種アミノ酸に対応する 3 つの塩基の配列（コドン，遺伝暗号）が基本構成単位となる．

2．細菌の染色体とゲノム

　細菌の遺伝情報は DNA の塩基配列にコードされている．

①細菌の染色体：環状二本鎖 DNA で核膜がない．

②ゲノムの概念：1 個の細菌がもつ遺伝子・遺伝情報の総体をゲノム（genome）という〔gene（遺伝子）+-ome（総体）＝genome〕．

③ゲノムの所在：ほとんどが染色体上にあるが，染色体に統合され

表 5-1　代表的な細菌のゲノムサイズと遺伝子数

菌名	サイズ（塩基対，bp）	遺伝子数
腸管出血性大腸菌 O157：H7　堺株 （*Escherichia coli* O157：H7 Sakai）	5,594,477	5,447
腸炎ビブリオ （*Vibrio parahaemolyticus* RIMD2210633）	5,165,770	4,832
一般的な大腸菌 K-12 株 （*Escherichia coli* K12）	4,639,221	4,289
ヒト型結核菌 （*Mycobacterium tuberculosis* H37Rv）	4,411,529	3,924
発疹チフスリケッチア （*Rickettsia prowazekii* Madrid E）	1,111,523	834
肺炎マイコプラズマ （*Mycoplasma pneumoniae* M129）	816,394	678

たバクテリオファージ DNA や染色体から独立したプラスミド DNA にもゲノムの一部が担われている.

④代表的な細菌のゲノムサイズと遺伝子数を**表 5-1** に示す.

腸管出血性大腸菌 O157：H7 堺株と大腸菌 K-12 株を比較すると, O157：H7 ゲノムサイズは K-12 より 955,256 bp 大きく, 遺伝子数は 1,158 個多い. これは, O157：H7 の染色体に複数のバクテリオファージ DNA が統合され, 細胞質に大型のプラスミド DNA が存在することによる.

形質

動物, 植物, 真菌, 細菌などの生物がもつ形や構造物などの性質（細菌では球菌, 桿菌, らせん菌などの形態, 鞭毛や莢膜の有無, 糖の分解性, 色素の産生, 抗菌薬耐性, 病原性など）を「形質」という. ヒトや動物では親世代から子世代, 細菌では母細胞から娘細胞へと遺伝によって継承される形質を遺伝形質といい, 遺伝形質を支配するものを遺伝子という. また, 遺伝形質が表現型（その生物の性質）として現れることを形質発現という.

細菌における遺伝形質の伝達様式には, 形質転換, 形質導入, 接合伝達などがある.

B 遺伝物質・遺伝情報の伝達

学習の目標

- ☐ 複製
- ☐ 転写
- ☐ 接合
- ☐ プラスミド
- ☐ バクテリオファージ
- ☐ トランスポゾン
- ☐ 遺伝形質の伝達

①複製（replication）：複製はもとの DNA を鋳型にして DNA ポリメラーゼの働きによって行われる．環状二本鎖 DNA の細菌染色体は，定点から両方向性に複製が行われる．

②転写（transcription）：DNA の遺伝情報がRNAポリメラーゼによって RNA に写し取られることを転写という．メッセンジャー RNA（mRNA），リボソーム RNA（rRNA），トランスファー RNA（tRNA）が転写によってつくられる．RNA を鋳型にして DNA を合成する反応は逆転写（reverse transcription）という．

③接合（conjugation）：異なった細菌細胞同士が線毛などを介して部分的に接触・融合する現象．接合によって細菌間での遺伝子のやり取りが行われる．

1 遺伝物質

1．プラスミド（plasmid）

細菌や一部の酵母の細胞質に存在し，染色体とは別に自律複製するさまざまなサイズ〔2～300 kb（2,000～30,000 塩基対）以上〕の環状二本鎖 DNA 分子．プラスミドは cytoplasm（細胞質），つまり plasm（原形質）に存在する物体（～id）なので，plasmid とよばれる．

①伝達性プラスミド：接合伝達に必要な遺伝子群（*tra* 遺伝子群）をもつプラスミド DNA．

②F プラスミド：F 因子や性決定因子ともよばれる代表的な伝達性プラスミド．薬剤耐性遺伝子をもたない．

③R プラスミド：薬剤耐性遺伝子をもつ伝達性プラスミド．薬剤耐性の水平伝播（細菌間での伝達）を起こす重要な要因．

④プラスミドの分類：不和合性群（レプリコン型）による分類が用いられる．

2．バクテリオファージ（bacteriophage）

細菌を宿主とするウイルスで，単にファージともよばれる．

①ビルレントファージ：宿主細菌に感染後，その細胞内で増殖して溶菌を起こす．

②テンペレートファージ：宿主細菌に感染後，自身の DNA を宿主の染色体に組み込み，プロファージとして安定的に存続する．遺伝情報の伝達に関与する．

3．トランスポゾン（transposon）

細菌のトランスポゾン（Tn）は，可動性遺伝子，転移因子とよばれる 5～10 kb の塩基配列で，ゲノム上の位置を移動（転移）することができる．構造遺伝子上に転移するとその遺伝子は破壊され，転移部位以降の塩基配列にズレが生じる（フレームシフト変異）．

遺伝情報（遺伝形質）の伝達

1．形質転換

細菌細胞の外部から DNA が直接細胞内に取り込まれ，新しい形質を獲得する現象．

2．接合伝達

R プラスミドや F プラスミドが性線毛（接合線毛）を介して他の菌に伝達される現象．接合によってプラスミドを伝達させる（与える）菌を供与菌，受け取る菌を受容菌という．

3．形質導入

バクテリオファージ（テンペレートファージ）を介して DNA が受

プラスミドの不和合性群（レプリコン型）

同一の細菌細胞内に2種類のプラスミドが存在する場合，細胞分裂後にどちらか一方しか保有が維持されない場合がある．このような性質をプラスミドの不和合性とよび，これら2種類のプラスミドは同一の不和合性群に属するという．不和合性は，同時に存在する2種類のプラスミドの「宿主菌の細胞内で複製・維持されるための機構」が類似する場合に生じるため，プラスミドの分類指標として有用である．

腸内細菌科が保有するプラスミドでは 26 種類，*Pseudomonas* 属が保有するプラスミドでは 14 種類の不和合性群が知られている．

け渡される現象．ファージが感染した菌の染色体の一部が，次に感染した菌の細胞内に導入される．

C　変異

突然変異

1．塩基置換による変異

DNAの1つの塩基対のみが置換した場合を点変異（point mutation）という．その変異が蛋白質をコードする遺伝子内で起こったときのアミノ酸の変化のしかたで，次の4つの変異に分類される．

①サイレント変異：コードするアミノ酸に変化が起こらない．
②ミスセンス変異：アミノ酸に変化が起き，蛋白質の性質に影響が生じる．
③ニュートラル変異：アミノ酸に変化が起こるが，蛋白質の性質にはほとんど影響がない．
④ナンセンス変異：アミノ酸をコードしているコドンが終止コドンに変化し，その部分でペプチド鎖の伸長が止まる．

遺伝用語の見直し

日本遺伝学会は2017年9月，約1世紀の長きにわたって使用されてきた「優性」と「劣性」という用語について，遺伝子に優劣があるという偏見や誤解をなくすために，それぞれ「顕性（けんせい）」と「潜性（せんせい）」という用語に変更することを提案した．その他，初期の日本の遺伝学者が「変異」と訳したvariation（バリエーション）を「多様性」，突然という意味を含まないにもかかわらず「突然変異」と訳したmutation（ミューテーション）を「変異」，日本人男性の約5％が相当する「色覚異常」や「色盲」を「色覚多様性」とするなど100ほどの用語の変更が決まった．日本遺伝学会と関連学会は，遺伝用語の変更を専門書のみならず教科書の記述にも適用するよう文部科学省に要望書を提出した．

２．欠失や挿入による変異（フレームシフト変異）

　塩基対の欠失や挿入が遺伝子の翻訳可能領域（open reading frame）内で起こったとき，読み枠（frame）にずれが生じる．ずれによって遺伝子が機能を失うことが多く，全く異なるアミノ酸配列の蛋白質ができる場合もある．

　①欠失変異：ある長さの塩基対が欠落（欠失）してフレームシフトが起こる場合．

　②挿入変異：トランスポゾンの転移などで，ある長さの塩基対が挿入されてフレームシフトが起こる場合．

突然変異の誘導と変異原

１．突然変異の分類

　①自然突然変異：普通の環境で生存している細菌に自然な状態で生じる突然変異．

　②誘導突然変異：化学物質や電磁波などが作用することによって誘発される突然変異．

２．変異原

　突然変異を誘発する作用をもつものを変異原という．

　①化学物質：アルキル化剤，ニトロソ化合物，臭化エチジウム（エチジウムブロマイド）など．

　②電磁波：電離放射線（Ｘ線やγ線），非電離放射線（紫外線）．

細菌における血清型抗原の変異

１．S-R 変異：O 抗原の変異

　長期継代培養した細菌の寒天平板培地上の集落が Smooth（スムーズ型：S 型）から Rough（ラフ型：R 型）に変わる．この変異で O 抗原の血清学的特異性が失われ，病原性も低下する．

２．H-O 変異：H 抗原の変異

　Escherichia coli のような有鞭毛菌が突然変異によって鞭毛（H 抗原）の合成能を失い，無鞭毛（O 型菌）に変化する．

３．V-W 変異：Vi 抗原の変異

　長期継代培養することによって *Salmonella* Typhi（サルモネラ・ティフィ，チフス菌）の菌体表面の Vi 抗原（莢膜様抗原）が消失し，毒力（病原性）が低下する．

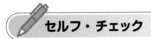

セルフ・チェック

A 次の文章で正しいものに○，誤っているものに×をつけよ．

	○	×
1. オキシダーゼテストは嫌気的呼吸に関係する．	□	□
2. 硝酸塩還元テストは好気的呼吸に関係する．	□	□
3. 腸内細菌科の細菌はブドウ糖を発酵して酸を産生する．	□	□
4. β-ガラクトシダーゼは白糖の分解に関係する．	□	□
5. *Mycobacterium tuberculosis* の世代時間は *Escherichia coli* より長い．	□	□
6. 細菌の増殖曲線は寒天培地での細菌の消長を表す．	□	□
7. 定常期は細菌が一定の速度で増殖する時期である．	□	□
8. 薬剤感受性検査には死滅期の菌が適している．	□	□
9. 通性嫌気性菌は嫌気的環境と好気的環境で発育できる．	□	□
10. 微好気性菌は O_2 濃度 21％で発育する．	□	□
11. *Vibrio cholerae* の発育至適 pH は 5.5〜6.2 である．	□	□
12. *Staphylococcus aureus* は耐塩性である．	□	□
13. *Neisseria meningitidis* は炭酸ガス要求菌である．	□	□
14. 真菌の多くは偏性嫌気性である．	□	□
15. 真菌の発育至適温度は 30〜37℃である．	□	□
16. *Candida albicans* は弱アルカリ性の培地でよく発育する．	□	□
17. ウイルスの増殖は吸着→侵入→脱殻→複製と合成→粒子の形成→放出の順に進行する．	□	□
18. ウイルス感染細胞でビリオンが検出されない時期を誘導期とよぶ．	□	□
19. 半流動寒天培地の寒天濃度は 1.2〜1.5％である．	□	□
20. プラスミドは自律複製する細胞質性 DNA 分子である．	□	□

A 1-×（好気的呼吸），2-×（嫌気的呼吸），3-○，4-×（乳糖），5-○，6-×（液体培地），7-×（対数増殖期），8-×（対数増殖期），9-○，10-×（O_2 濃度 3〜15％），11-×（7.6〜8.2），12-○，13-○，14-×（偏性好気性），15-×（25〜30℃），16-×（弱酸性），17-○，18-×（暗黒期），19-×（0.3〜0.5％），20-○

21. F プラスミドは接合によって伝達する. □ □
22. 形質導入では DNA が直接細菌細胞内に取り込まれる. □ □
23. 遺伝子上にトランスポゾンが転移するとフレームシフト変
    異が起こる. □ □
24. S-R 変異では集落の構造が変化する. □ □
25. *Salmonella* Typhi の莢膜様抗原が消失する変異を H-O 変
    異とよぶ. □ □
26. γ線や紫外線の作用によって自然突然変異が生じる. □ □
27. バクテリオファージは不和合性群による分類が用いられ
    る. □ □

B

1. 細菌の増殖曲線で正しいのはどれか. **2つ選べ**.
    □ ① 固形培地上での生菌数の消長を示した曲線である.
    □ ② 誘導期の細菌は定常期の半分以下の大きさである.
    □ ③ 細菌の酵素活性は対数増殖期で最も高い.
    □ ④ 定常期の細菌が薬剤感受性検査に適している.
    □ ⑤ 減少期では死滅する菌が増加する.

2. 尿路感染症を疑う患者の中間尿を滅菌生理食塩水で 100 倍
   希釈し, 希釈尿の 10 μL を定量培養した.
   尿路感染症の原因と判断できる細菌数 1×10^5 CFU/mL と判
   定される集落数はどれか.
    □ ①　　　1
    □ ②　　　10
    □ ③　　　100
    □ ④　　1,000
    □ ⑤　10,000

21-○, 22-×（バクテリオファージを介して DNA が受け渡される）, 23-○,
24-○, 25-×（V-W 変異）, 26-×（誘導突然変異）, 27-×（プラスミド）
B　1-③と⑤（①液体培地. ②定常期に比べて大きい. ④対数増殖期）, 2-②
（X×100×100＝100,000, X＝10）

3. 培地と使用目的の組合せで正しいのはどれか.
   □ ① GC 寒天培地————検体輸送
   □ ② LIM 培地—————選択増菌
   □ ③ PPLO 寒天培地——検体保存
   □ ④ SS 寒天培地————性状確認
   □ ⑤ TCBS 寒天培地——選択分離

4. 発育に二酸化炭素が必須な細菌はどれか.
   □ ① *Bordetella pertussis*
   □ ② *Haemophilus influenzae*
   □ ③ *Legionella pneumophila*
   □ ④ *Neisseria gonorrhoeae*
   □ ⑤ *Pseudomonas aeruginosa*

5. プラスミドについて正しいのはどれか. **2つ選べ.**
   □ ① RNA である.
   □ ② 一本鎖である.
   □ ③ 細胞質内に存在する.
   □ ④ ウイルスの構成成分である.
   □ ⑤ 不和合性群により分類される.

3-⑤ (⑤*Vibrio* 属の選択分離培地. ①*Neisseria* 属の非選択分離培地. ②腸内細菌科の確認培地. ③*Mycoplasma* 属の選択分離培地. ④腸内細菌科の選択分離培地), 4-④ (④以外は通常の大気中 (好気培養) で発育), 5-③と⑤ (①, ②環状二本鎖 DNA 分子. ③細菌や一部の酵母の細胞質内に存在する)

6．細菌の遺伝について誤っているのはどれか．
- □ ① 遺伝子に支配される性質を形質という．
- □ ② 細菌の染色体は環状構造をとる．
- □ ③ プラスミドは染色体から独立した複製可能な遺伝因子である．
- □ ④ 形質転換とはファージを介して遺伝子が受け渡される現象である．
- □ ⑤ リボソーム RNA 遺伝子の塩基配列が分類基準として利用される．

7．細菌について正しいのはどれか．**2つ選べ**．
- □ ① 染色体は環状構造をとる．
- □ ② プラスミドは一本鎖 RNA である．
- □ ③ γ線は染色体 DNA の変異率を高める．
- □ ④ R プラスミド上には抗菌薬の耐性遺伝子は存在しない．
- □ ⑤ 形質導入とはミトコンドリア DNA を介した現象である．

8．プラスミドについて誤っているのはどれか．
- □ ① 核内で複製する．
- □ ② 環状の DNA である．
- □ ③ 接合によって伝達する．
- □ ④ 耐性因子の１つである．
- □ ⑤ 染色体から独立した遺伝物質である．

6-④（DNA が直接細菌の細胞内に取り込まれる現象．ファージを介するのは形質導入），7-①と③（②二本鎖 DNA．④抗菌薬耐性遺伝子が存在する．⑤バクテリオファージ），8-①（細胞質内で自律複製する）

6 滅菌と消毒

A 滅菌法

学習の目標

□ 滅菌の定義　　　　　　　□ 化学的滅菌法
□ 物理的滅菌法

①無菌状態（sterile conditions）：細菌，真菌，ウイルスなどのすべての微生物が存在しない状態.

②滅菌（sterilization）：すべての微生物を完全に殺滅するか除去して無菌状態にすること.

③物理的滅菌法：焼却，加熱，放射線・高周波の照射，濾過による方法.

④化学的滅菌法：反応性が高いガスによる方法.

 火炎滅菌

1. 方法

ガスバーナー（ブンゼンバーナー）の火炎によって微生物を焼却し，炭化させる.

2. 条件

①内炎（還元炎）の温度：約500℃.
②外炎（酸化炎）の温度：約1,800℃.

3. 対象物

白金耳や白金線（内炎で軽く加熱してから外炎で十分に加熱）.

 乾熱滅菌

1. 方法

乾燥した空気の熱（乾熱）を利用した方法で，乾熱滅菌器を用いる.

2. 条件

滅菌器内の加熱乾燥空気（乾熱）中における，160℃，45分間また

は 180℃，15 分間以上の加熱.

3．対象物

　ガラス器具（シャーレ，試験管，フラスコ，ピペットなど），金属器具，流動パラフィン（無水性油脂）など.

 ## 3　高圧蒸気滅菌（加圧滅菌）

1．方法

　水蒸気の熱（湿熱）を利用した方法で，高圧蒸気滅菌器〔オートクレーブ（autoclave）〕を用いる.

2．条件

　オートクレーブのチャンバー（内缶）内に充満させた 2 気圧の飽和水蒸気（121℃の湿熱）中における 15〜20 分間の加熱.

3．対象物

①培地，金属器具，ゴム製品，紙製品，繊維製品など.
・流動パラフィンの滅菌には適さない（湿熱が浸透しにくい）.

 ## 4　放射線滅菌

1．方法

放射線の照射で微生物の核酸に損傷を与える.

2．条件

^{60}Co を線源とした γ 線を用いる.

3．対象物

　プラスチックシャーレ，注射器，注射針，カテーテルなど.

 ## 5　高周波滅菌

1．方法

高周波の照射で誘発する熱で微生物を殺滅・破壊する.

2．条件

2,450±50 MHz の高周波.

3．対象物

①液状製品または水分含量の多い製品.
・水分を含まないものには効果がない.

6 濾過滅菌

1．方法

　専用の濾過器や注射用シリンジに濾過用フィルターをセットして，液体サンプルを濾過．

2．条件

　細菌・真菌の除去には孔径 0.22〜0.45 µm，ウイルスの除去には孔径 0.025〜0.1 µm のフィルターを使用．

3．対象物

①酵素液，点滴用薬品，液体培地，液体試薬など．
・流動パラフィンの滅菌には適さない．

 7 酸化エチレンガス（エチレンオキサイドガス，EOG）滅菌

1．方法

　滅菌物を入れた装置内に EOG を充填して滅菌し，滅菌工程後に十分なエアレーション（残留 EOG の除去）を行う．

2．条件

①滅菌時の温度 50〜60℃，湿度 40％．
・EOG には生体毒性，引火性，爆発性があり，取り扱いに注意が必要．

3．対象物

　プラスチックシャーレ，注射器，注射針，カテーテルなど．

8 過酸化水素低温プラズマ滅菌（低温プラズマ滅菌）

1．方法

　滅菌装置内で過酸化水素分子から発生したプラズマ（反応性が高いラジカル）を微生物と反応させる．

2．条件

　滅菌時の温度 45〜55℃，湿度 10％の低温・低湿滅菌．

3．対象物

①プラスチック製品，金属製品，電子部品を含む医療器具など．
・液体，粉末，リネン類（シーツや枕カバーなど）のような過酸化水素が吸着するものは滅菌できない．

B　消毒法

学習の目標

☐ 消毒の定義　　　　　　☐ 化学的消毒法
☐ 物理的消毒法　　　　　☐ 抗微生物スペクトル

①消毒（disinfection）：すべての微生物を完全に殺滅するか除去して無菌状態にすること.
②物理的消毒法：煮沸，熱水，蒸気，紫外線照射による方法.
③化学的消毒法：消毒薬（disinfectant）による方法.
④抗微生物スペクトル（antimicrobial spectrum）：その消毒薬が有効な微生物の種類（範囲）. 広域（高水準），中域（中水準），狭域（低水準）に区別される.

煮沸消毒

1．方法・条件
沸騰水（約100℃）で15分間以上煮沸.

2．微生物に対する効果
芽胞を除くほとんどの栄養型細菌（増殖している状態の細菌），結核菌，真菌，ウイルスに有効.

3．対象物
耐熱性・耐水性の器具.

熱水消毒

1．方法・条件
80℃の熱水で10分間処理. 専用のウォッシャーディスインフェクターが普及.

2．微生物に対する効果
芽胞を除くほとんどの栄養型細菌，結核菌，真菌，ウイルスを感染可能な水準以下に死滅または不活性化.

3．対象物
リネン（シーツ，枕カバー，タオル類など），診療用器具など．

3 流通蒸気法

1．方法・条件
100℃の蒸気中に 30〜60 分間放置．

2．微生物に対する効果
芽胞を除くほとんどの栄養型細菌，結核菌，真菌，ウイルスに有効．

3．対象物
ガラス製品，金属製品，ゴム製品，繊維製品など．

4 紫外線法（紫外線殺菌）

1．方法・条件
①波長 254 nm 付近の紫外線を 30〜60 分間照射．
・放射線に比べて浸透力が低く，照射表面にしか効果がない．

2．微生物に対する効果
空気中や物体表面の栄養型細菌，結核菌，ウイルスは短時間で殺菌・不活化できるが，真菌と芽胞には長時間の照射が必要．

3．対象物
医療施設・実験施設の室内空間，器具類の表面など．

5 消毒薬

主な消毒薬の種類と特徴を**表 6-1** に示す．
（1）グルタールアルデヒド（グルタラール）：アルデヒド系・広域
　①芽胞を含めたすべての微生物に有効．
　②対象：内視鏡などの医療器具．
　③短所：人体には使用できない．
（2）次亜塩素酸ナトリウム：ハロゲン系・中域
　①B 型肝炎ウイルス（HBV）を含む多くの微生物に有効．芽胞と結核菌には効果が得られない場合がある．
　②対象：非金属性器具．
　③短所：金属器具には使用できない（金属腐食性）．

表 6-1　消毒薬

抗微生物スペクトル	消毒薬	
	名称	常用濃度
広域・高水準	グルタールアルデヒド（グルタラール）＊アルデヒド系	2〜3.5%
	オルトフタルアルデヒド（フタラール）＊アルデヒド系	0.55%
	過酢酸　＊酸化剤系	0.30%
中域・中水準	次亜塩素酸ナトリウム　＊ハロゲン系	0.005〜0.5%
	ポビドンヨード・エタノール合剤	原液
	塩化ベンザルコニウム・エタノール合剤	
	グルコン酸クロルヘキシジン・エタノール合剤	
	ポビドンヨード（ヨードホール）＊ハロゲン系	10%
	エタノール（エチルアルコール）＊アルコール系	70〜80%
	フェノール（石炭酸）＊フェノール系	3%
	クレゾール石けん液　＊フェノール系	器具 3〜5%　手指 1〜3%
狭域・低水準	塩化ベンザルコニウム（逆性石けん）＊陽性石けん	0.1〜1%
	塩化ベンゼトニウム（逆性石けん）＊陽性石けん	0.1〜1%
	グルコン酸クロルヘキシジン　＊ビグアナイド系	0.1〜1%
	塩化アルキルポリアミノエチルグリシン　＊両性界面活性剤	0.05〜0.2%

略語
　MRSA：メチシリン耐性黄色ブドウ球菌
　NF-GNR：ブドウ糖非発酵グラム陰性桿菌（緑膿菌など）
　HIV：ヒト免疫不全ウイルス
　HBV：B型肝炎ウイルス

(3) ポビドンヨード（ヨードホール）：ハロゲン系・中域
　①多くの微生物に有効．HBVには無効．芽胞には効果が得られない
　　場合がある．
　②対象：手指，皮膚，粘膜．
　③短所：金属器具には使用できない（金属腐食性）．
(4) エタノール：アルコール系・中域
　①多くの微生物に有効．HBVと芽胞には無効．エンベロープがない
　　ウイルスの一部には効果が得られないことがある．

の種類と特徴

微生物に対する効果											対象物					
一般細菌	MRSA	NF・GNR	結核菌	芽胞	真菌		ウイルス				環境	金属器具	非金属器具	手指・皮膚	粘膜	排泄物
					酵母	糸状菌	脂質性エンベロープ有	脂質性エンベロープ無	HIV	HBV						
○	○	○	○	○	○	○	○	○	○	○	人体には使用できない					
○	○	○	○	○	○	○	○	○	○	○	＊主として内視鏡の消					
○	○	○	○	○	○	○	○	○	○	○	毒に使用					
○	○	○	△	○	○	○	○	○	○	○	△	×	○	△	△	△
○	○	○	○	×	○	×	○	○	○	△	速乾性擦り込み式手指					
○	○	○	○	×	○	×	○	△	○	×	消毒薬					
○	○	○	○	×	○	×	○	△	○	×						
○	○	○	△	×	○	×	○	△	○	×	×	×	×	△	○	×
○	○	○	○	×	○	×	○	△	○	×	△	○	○	○	×	×
○	○	○	×	○	△	△	△	×	×	×	△	△	△	△	×	○
○	○	○	×	○	△	△	△	△	×	×	△	△	△	△	△	○
○	△	×	×	×	○	△	△	×	×	×	○	○	○	○	○	×
○	△	×	×	×	○	△	△	×	×	×	○	○	○	○	×	×
○	△	×	×	×	△	△	△	×	×	×	△	△	△	△	×	×
○	△	×	×	×	△	△	△	×	×	×	○	○	○	○	×	×

微生物に対する効果
○：有効
△：効果が得られない場合がある
×：無効

対象物
○：使用可
△：注意して使用
×：使用不可

②対象：手指，皮膚，金属性器具，非金属性器具．

③短所：粘膜，排泄物，患者検体には使用できない．

(5) フェノール（石炭酸），クレゾール石けん液：フェノール系・中域

①細菌と酵母様真菌に有効．芽胞と多くのウイルスには無効．糸状菌には効果が得られないことがある．

②対象：排泄物，患者検体．

③短所：刺激臭があり，高濃度液の付着で皮膚に化学熱傷．

(6) 塩化ベンザルコニウム, 塩化ベンゼトニウム（逆性石けん）：陽
性石けん・狭域

①多くの細菌と酵母様真菌に有効. ブドウ糖非発酵グラム陰性桿菌
（NF-GNR）, 結核菌, 芽胞, 多くのウイルスには無効. 糸状菌と
メチシリン耐性黄色ブドウ球菌（MRSA）には効果が得られない
場合がある.

②対象：環境, 金属・非金属性器具, 手指, 粘膜.

③短所：排泄物, 喀痰などの患者検体には使用できない.

(7) グルコン酸クロルヘキシジン（クロルヘキシジングルコン酸塩）：
ビグアナイド系・狭域

①多くの細菌と酵母様真菌に有効. NF-GNR, 結核菌, 芽胞, 多く
のウイルスには無効.

②糸状菌と MRSA には効果が得られない場合がある.

③対象：環境, 金属・非金属性器具, 手指.

④短所：粘膜, 排泄物, 喀痰などの患者検体には使用できない.

(8) 塩化アルキルポリアミノエチルグリシン：両性界面活性剤・狭域

①多くの細菌と酵母様真菌に有効. NF-GNR, 芽胞, 多くのウイル
スには無効. 糸状菌, MRSA, 結核菌には効果が得られない場合
がある.

②対象：環境, 金属・非金属性器具, 手指.

③短所：排泄物, 喀痰などの患者検体には使用できない.

(9) ポビドンヨード・エタノール合剤, 塩化ベンザルコニウム・エタ
ノール合剤, グルコン酸クロルヘキシジン・エタノール合剤：中域

①芽胞, HBV を除く多くの微生物に有効.

②対象：手指（速乾性擦り込み式手指消毒薬）.

③短所：手指以外の消毒には適さない.

プリオンの不活化

①プリオンは通常の滅菌・消毒法では不活化できない.

②世界保健機関（WHO）は, プリオン汚染器具の処理法として, 水
酸化ナトリウムまたは次亜塩素酸ナトリウム処理後のオートク
レーブ処理（134℃, 18 分間）を推奨している.

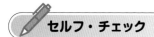

セルフ・チェック

A 次の文章で正しいものに○，誤っているものに×をつけよ．

　　　　　　　　　　　　　　　　　　　　　　　　　　○　×

1. 滅菌の目的はすべての細菌の殺滅または除去である．　□　□
2. 細菌の芽胞は 100℃，15 分間の煮沸に耐える．　□　□
3. 高圧蒸気滅菌の条件は 160℃，45 分間の加熱である．　□　□
4. 乾熱滅菌の条件は 121℃，20 分間の加熱である．　□　□
5. 加熱滅菌では乾熱より湿熱の方が滅菌効率はよい．　□　□
6. 流動パラフィンの滅菌では濾過滅菌を行う．　□　□
7. 低温プラズマ滅菌はリネン類の滅菌に適している．　□　□
8. グルタールアルデヒドは内視鏡の消毒に用いられる．　□　□
9. 芽胞は消毒用エタノールに抵抗性である．　□　□
10. ブドウ糖非発酵グラム陰性桿菌はグルコン酸クロルヘキシジン感受性である．　□　□
11. 逆性石けんは喀痰の消毒に適している．　□　□
12. 塩化ベンザルコニウムは多くのウイルスに無効である．　□　□
13. ポビドンヨードは金属器具の消毒に適さない．　□　□
14. グルコン酸クロルヘキシジンは粘膜の消毒に使用できない．　□　□

A　1-×（すべての微生物），2-○，3-×（121℃，15〜20 分間），4-×（160℃，45 分間または 180℃，15 分間以上），5-○（乾熱滅菌より高圧蒸気滅菌（湿熱）の方が低い温度・短時間で滅菌できる），6-×（乾熱滅菌）7-×（適さない），8-○，9-○，10-×（NF-GNR はグルコン酸クロルヘキシジンに耐性（無効）），11-×（蛋白・有機物の存在で殺菌力が低下するので適さない），12-○，13-○，14-○

B

1. 滅菌・消毒について**誤っている**組合せはどれか.
   - □ ① 注射針───────────γ線滅菌
   - □ ② ガラス器具─────────乾熱滅菌
   - □ ③ 流動パラフィン───────濾過滅菌
   - □ ④ プラスチックシャーレ──EOG滅菌
   - □ ⑤ 培　地───────────高圧蒸気滅菌

2. 滅菌・消毒について正しい組合せはどれか. **2つ選べ**.
   - □ ① グルコン酸クロルヘキシジン──患者検体
   - □ ② グルタールアルデヒド──────手　指
   - □ ③ 酸化エチレンガス─────────易熱性医療器具
   - □ ④ 乾熱滅菌───────────フラスコ
   - □ ⑤ 高圧蒸気滅菌─────────内視鏡

3. 培地の滅菌に用いられるのはどれか. **2つ選べ**.
   - □ ① EOG滅菌
   - □ ② 乾熱滅菌
   - □ ③ 濾過滅菌
   - □ ④ 放射線滅菌
   - □ ⑤ 高圧蒸気滅菌

4. 121℃，20分間のオートクレーブ処理後も感染力を有するのはどれか.
   - □ ① プリオン
   - □ ② ウイルス
   - □ ③ 細　菌
   - □ ④ 真　菌
   - □ ⑤ 原　虫

B 1-③（乾熱滅菌），2-③と④（①環境，器具，手指．②内視鏡．⑤培地，金属器具など），3-③と⑤，4-①（134℃，18分間のオートクレーブ処理が推奨されている）

5. 微生物と有効な消毒薬の組合せで正しいのはどれか. **2つ選べ**.
   - ☐ ① 酵　母―――次亜塩素酸ナトリウム
   - ☐ ② 糸状菌―――グルコン酸クロルヘキシジン
   - ☐ ③ 結核菌―――ポビドンヨード
   - ☐ ④ ウイルス――両性界面活性剤
   - ☐ ⑤ 有芽胞菌――70％アルコール

6. 人体に**使用できない**消毒薬はどれか.
   - ☐ ① ポビドンヨード
   - ☐ ② 消毒用エタノール
   - ☐ ③ グルタールアルデヒド
   - ☐ ④ 塩化ベンザルコニウム
   - ☐ ⑤ グルコン酸クロルヘキシジン

7. 高水準消毒薬はどれか.
   - ☐ ① ポビドンヨード
   - ☐ ② 消毒用エタノール
   - ☐ ③ グルタールアルデヒド
   - ☐ ④ 塩化ベンザルコニウム
   - ☐ ⑤ 次亜塩素酸ナトリウム

5-①と③（②, ④グルタールアルデヒドなどの広域・高水準消毒薬および, 次亜塩素酸ナトリウム, ポビドンヨード, エタノール. ⑤グルタールアルデヒドなどの広域・高水準消毒薬）, 6-③（主に内視鏡の消毒に用いる）, 7-③（①, ②, ⑤中域・中水準消毒薬. ④狭域・低水準消毒薬）

7 化学療法

A 抗菌薬の基本

学習の目標

☐ 選択毒性　　　　　　　☐ 抗菌薬の PK-PD
☐ 作用機序　　　　　　　☐ 作用機序
☐ 抗菌スペクトル

①化学療法薬（chemotherapeutic）：微生物学の特性により，抗菌薬，抗真菌薬，抗ウイルス薬などに分類される．

②化学療法（chemotherapy）：微生物に対して「増殖抑制作用」や「死滅作用」のある抗菌薬などの化学療法薬を用いて感染症の治療を行うこと．

選択毒性

化学療法薬は，微生物と宿主の構造・性質の違いを利用して微生物のみに作用すること（毒性を示すこと）を基本としている．このような作用を選択毒性という．

抗菌薬の作用メカニズム

抗菌薬が細菌に効果を及ぼす仕組みで，細胞壁合成阻害，蛋白合成阻害，細胞膜障害，DNA 合成阻害，RNA 合成阻害，葉酸合成阻害などがある．

抗菌スペクトル

抗菌薬が効果を及ぼす細菌の種類・範囲．広範囲な多くの菌種に対して効果を示すものを，広域抗菌スペクトルをもつ抗菌薬という．

4 抗菌薬の PK-PD

投与薬剤の体内での吸収，分布，代謝，排泄の過程が薬物動態（PK）．薬剤の動物と微生物に対する影響，生体内での作用機構，濃度と作用の関係が薬力学（PD）．

 ## 5 血中薬物濃度測定（TDM）

血中薬物濃度測定（TDM）とは，抗菌薬の効果，副作用に関する因子をモニタリング（監視，観察）しながら，患者ごとの用法（投薬法）と用量（投薬量）を設定すること．アミノグリコシド系とグリコペプチド系の抗菌薬を投与するときには TDM が必要．

 殺菌作用と静菌作用

抗菌薬は，細菌の代謝系（主として合成代謝系）の特定のステップに対して阻害薬として作用することで抗菌力を発揮し，殺菌作用を示すものと静菌作用を示すものに区別される．
作用が殺菌的な抗菌薬は，細菌を死滅させることで生菌数の減少が期待できる．作用が静菌的な抗菌薬は，細菌の増殖を抑制するだけで生菌数の減少は期待できないが，宿主の生体防御システム（白血球による殺菌作用）に依存して効果を発揮する．そのため，白血球が減少している患者では静菌作用を示す抗菌薬の効果は期待できず，このような患者では殺菌的な薬剤の使用が優先される．

B　抗菌薬の種類

①細胞壁合成阻害：ペプチドグリカン合成を阻害（殺菌的）.
②蛋白合成阻害：リボソームに結合（静菌的）.
③細胞膜障害：細胞膜の透過性変化.（殺菌的）.
④DNA 合成阻害：DNA ジャイレースに結合（殺菌的）.
⑤RNA 合成阻害：RNA ポリメラーゼに結合（殺菌的）.
⑥葉酸合成阻害：ジヒドロプテロイン酸合成を阻害（殺菌的）.

β-ラクタム系抗菌薬

1．作用機序

細胞壁合成阻害.

2．代表的薬剤

①ペニシリン系：ペニシリン G（PCG），アンピシリン（ABPC）.
②セファロスポリン系：セファゾリン（CEZ），セフォタキシム（CTX）.
③セファマイシン系：セフォキシチン（CFX），セフメタゾール（CMZ）.
④オキサセフェム系：ラタモキセフ（LMOX）.
⑤モノバクタム系：アズトレオナム（AZT）.
⑥カルバペネム系：イミペネム（IPM），メロペネム（MEPM）.

グリコペプチド系抗菌薬

1．作用機序

細胞壁合成阻害．

2．代表的薬剤

①バンコマイシン（VCM），テイコプラニン（TEIC）．

・TDM が必要．

 ホスホマイシン系抗菌薬

1．作用機序

細胞壁合成阻害．

2．代表的薬剤

ホスホマイシン（FOM）．

 テトラサイクリン系抗菌薬

1．作用機序

蛋白合成阻害．

2．代表的薬剤

ミノサイクリン（MINO），ドキシサイクリン（DOXY）．

 グリシルサイクリン系抗菌薬

1．作用機序

蛋白合成阻害．

2．代表的薬剤

チゲサイクリン（TGC）．

 マクロライド系抗菌薬

1．作用機序

蛋白合成阻害．

2．代表的薬剤

エリスロマイシン（EM），クラリスロマイシン（CAM）．

表7-1　主

作用メカニズム	系統分類		
細胞壁合成阻害	β-ラクタム系	ペニシリン系	
	セフェム系	セファロスポリン系	
		セファマイシン系	
		オキサセフェム系	
	モノバクタム系		
	カルバペネム系		
	グリコペプチド系		
	ホスホマイシン系		
蛋白合成阻害	テトラサイクリン系		
	グリシルサイクリン系		
	マクロライド系		
	リンコマイシン系		
	オキサゾリジノン系		
	ストレプトグラミン系		
	クロラムフェニコール系		
蛋白合成阻害と細胞膜障害	アミノグリコシド系 (アミノ糖系, アミノ配糖体系)		
細胞膜障害	ポリペプチド系		
	リポペプチド系		
DNA合成阻害	キノロン系	オールドキノロン	
		ニューキノロン	
RNA合成阻害	リファマイシン系		
葉酸合成阻害	スルホンアミド系 (サルファ剤)		

リンコマイシン系抗菌薬

1. 作用機序
蛋白合成阻害.

2. 代表的薬剤
リンコマイシン (LCM), クリンダマイシン (CLDM).

オキサゾリジノン系抗菌薬

1. 作用機序
蛋白合成阻害.

2. 代表的薬剤
リネゾリド (LZD).

な抗菌薬

代表的な薬剤	
ペニシリンG，アンピシリン，ピペラシリン，オキサシリン	
セファゾリン（第一世代），セフロキシム（第二世代），セフォタキシム（第三世代），セフトリアキソン（第三世代），セフォジジム（第三世代），セフタジジム（第三世代），セフォゾプラン（第四世代）	
セフォキシチン（第一世代），セフメタゾール（第二世代），セフォテタン（第二世代），セフミノックス（第三世代）	
ラタモキセフ，フロモキセフ	
アズトレオナム，カルモナム	
イミペネム，メロペネム，パニペネム，ビアペネム	
バンコマイシン，テイコプラニン	
ホスホマイシン	
ミノサイクリン，ドキシサイクリン	＊静菌的
チゲサイクリン	
エリスロマイシン，クラリスロマイシン，アジスロマイシン	
リンコマイシン，クリンダマイシン	
リネゾリド	
キヌプリスチン/ダルホプリスチン	
クロラムフェニコール	
ストレプトマイシン，ゲンタマイシン，アミカシン，アルベカシン，カナマイシン，スペクチノマイシン	
コリスチン，バシトラシン，ポリミキシンB	
ダプトマイシン	
ナリジクス酸	
ノルフロキサシン，シプロフロキサシン，レボフロキサシン	
リファンピシン，リファブチン	
スルファメトキサゾール・トリメトプリム（ST合剤）	

9　ストレプトグラミン系抗菌薬

1．作用機序

蛋白合成阻害．

2．代表的薬剤

キヌプリスチン/ダルホプリスチン（QPR/DPR）．

10　クロラムフェニコール系抗菌薬

1．作用機序

蛋白合成阻害．

2．代表的薬剤

クロラムフェニコール（CP）．

アミノグリコシド系抗菌薬

1．作用機序
蛋白合成阻害および細胞膜障害．

2．代表的薬剤
①ストレプトマイシン（SM），ゲンタマイシン（GM），アミカシン（AMK），アルベカシン（ABK）．
- TDM が必要．
- 嫌気性菌には無効：酸素依存性の膜能動輸送が必要．

 # ポリペプチド系抗菌薬

1．作用機序
細胞膜障害．

2．代表的薬剤
コリスチン（CL），ポリミキシン B（PL-B）．

 # リポペプチド系抗菌薬

1．作用機序
細胞膜障害．

2．代表的薬剤
ダプトマイシン（DAP）．

 # キノロン系抗菌薬

①オールドキノロンとニューキノロンがある．
②ニューキノロンはフッ素を含むことからフルオロキノロンともよばれ，オールドキノロンより抗菌スペクトルが広い．

1．作用機序
DNA 合成阻害．

2．代表的薬剤
①オールドキノロン：ナリジクス酸（NA）．
②ニューキノロン：シプロフロキサシン（CPFX），レボフロキサシン（LVFX）．

15 リファマイシン系抗菌薬

1．作用機序

RNA 合成阻害．

2．代表的薬剤

リファンピシン（RFP）．

 16 スルホンアミド系抗菌薬（サルファ剤）

1．作用機序

葉酸合成阻害．

2．代表的薬剤

スルファメトキサゾール・トリメトプリム（ST 合剤）．

C 抗結核薬

 一次抗結核薬

イソニコチン酸ヒドラジド（イソニアジド，INH），リファンピシン（RFP），リファブチン（RBT），ピラジナミド（PZA），エタンブトール（EB），ストレプトマイシン（SM）．

 二次抗結核薬

アミノグリコシド系抗菌薬〔カナマイシン（KM），アミカシン（AMK），カプレオマイシン（CM）〕，エンビオマイシン（EVM），エチオナミド（ETH），サイクロセリン（CS），パラアミノサリチル酸（PAS），ニューキノロン系抗菌薬〔レボフロキサシン（LVFX），シプロフロキサシン（CPFX）など〕，デラマニド（DLM）．

 日本最古の結核症例

2010 年に，日本で最古と考えられる結核症例の人骨 2 体が，鳥取県鳥取市の青谷上寺地（あおやかみじち）遺跡から出土した．
2 体の人骨の脊柱はひどく曲がった状態で，かなり進行した脊椎カリエス〔結核性脊椎炎（脊椎骨が破壊される疾患）〕を発症していたことがわかった．青谷上寺地遺跡は弥生時代前期から終末期（BC300 年〜AD300 年頃）のものであるが，この時代以前の三内丸山遺跡などの縄文遺跡（BC8,000 年〜BC300 年頃）から出土した人骨からは，詳細な古病理学的検索（骨，ミイラなどの考古学研究で用いる病理学的手法）でも結核に関連する痕跡は一切見出されていない．これらの事実から，日本における結核は，アジア大陸から朝鮮半島を経由して渡来系弥生人がもち込んだヒト型結核菌が起源と考えられる．

D 抗菌薬耐性

薬剤耐性（antimicrobial resistance；AMR）：細菌，真菌，ウイルスなどの微生物に対して，特定の種類の薬剤（抗菌薬，抗真菌薬，抗ウイルス薬など）が効きにくくなる，あるいは効かなくなることを AMR という．

耐性の機序

耐性には，細菌の構造によってもともと薬剤が効かない場合（自然耐性）と細菌の性質の変化によって薬剤が効かなくなる場合（獲得耐性）がある．

不活化酵素

細菌が薬剤の分解・修飾方法を獲得．

1．作用機序

薬剤の加水分解，薬剤の修飾．

2．酵素の種類と特徴

（1）β-ラクタマーゼ

β-ラクタム系抗菌薬の重要な構造（β-ラクタム環）を加水分解する酵素で，表7-2に示す種類に分類される．ESBL はセファマイシン系，オキサセフェム系，カルバペネム系抗菌薬以外，メタロ-β-ラクタマーゼはモノバクタム系抗菌薬以外，KPC 型 β-ラクタマーゼ，OXA 型カルバペネマーゼはすべての薬剤を分解する．

（2）アミノグリコシド修飾酵素とクロラムフェニコール修飾酵素

　①代表的な酵素：アミノグリコシドアセチル化酵素（AAC），アミノグリコシドアデニル化酵素（ANT），アミノグリコシドリン酸化

表 7-2　β-ラクタマーゼの種類と分解（耐性）薬剤の関係

酵素の種類	ペニシリン	セファロスポリン				セファマイシン	オキサセフェム	モノバクタム	カルバペネム
		第一世代	第二世代	第三世代	第四世代				
クラス A									
ペニシリナーゼ	○	○							
ESBL	○	○	○	○	○			○	
KPC 型 β-ラクタマーゼ	○	○	○	○	○	○	○	○	○
クラス D									
オキサシリナーゼ	○	○							
ESBL	○	○	○	○	○			○	
OXA 型カルバペネマーゼ	○	○	○	○	○	○	○	○	○
クラス C									
セファロスポリナーゼ	○	○				○	○	○	
クラス B									
メタロ-β-ラクタマーゼ	○	○	○	○	○	○	○		○

ESBL：extended-spectrum beta-lactamase（基質拡張型 β-ラクタマーゼ），
KPC：*Klebsiella pneumoniae* carbapenemase，OXA：oxacillinase.

酵素（APH），クロラムフェニコールアセチル化酵素（CAT）.
・修飾された薬剤はリボソームと結合できなくなり，抗菌力が消失または低下する.

3 作用点の変異

（1）リボソームの変異

　①アミノグリコシド系，マクロライド系，テトラサイクリン系，クロラムフェニコール系などの蛋白合成阻害薬耐性でみられる.

　　・変異したリボソームに薬剤が結合できず，蛋白合成が阻害されなくなる.

（2）DNA ジャイレース（Gyr）やトポイソメラーゼIV（TopoIV）などの核酸合成酵素の変異

　①キノロン系抗菌薬耐性でみられる.

　　・変異した Gyr や TopoIV に薬剤が結合できず，DNA 合成が阻害されなくなる.

(3) 細胞壁合成酵素〔ペニシリン結合蛋白，penicillin-binding protein（PBP）〕の変異・変化

　①β-ラクタム系抗菌薬耐性でみられる．

　・変異した PBP に薬剤が結合できず，細胞壁合成（ペプチドグリカン合成）が阻害されなくなる．

(4) 細胞壁合成素材（ムレインモノマーのペンタペプチド）の変異

　①グリコペプチド系抗菌薬耐性でみられる．

　・変異したペンタペプチドに薬剤が結合できず，細胞壁合成（ペプチドグリカン合成）が阻害されなくなる．

(5) RNA ポリメラーゼ（核酸合成酵素）の変異

　①リファマイシン系抗菌薬（リファンピシン）耐性でみられる．

　・変異した RNA ポリメラーゼに薬剤が結合できず，RNA 合成が阻害されなくなる．

 ## 4　作用点の修飾

(1) リボソーム RNA のメチル化

　①マクロライド系，テトラサイクリン系抗菌薬耐性でみられる．

　・メチル化されたリボソーム RNA に薬剤が結合できず，蛋白合成が阻害されなくなる．

 ## 5　薬剤透過性の低下

(1) ポーリンの欠損

　①β-ラクタム系，キノロン系抗菌薬耐性でみられる．

　・Gram 陰性菌外膜に存在する菌体内透過孔（ポーリン）の減少・欠損により薬剤が菌体内に侵入しにくくなる．

 ## 6　薬剤の菌体外排出

(1) 多剤排出システムの亢進

　①キノロン系，マクロライド系抗菌薬耐性でみられる．

　・菌体内に侵入した薬剤がエネルギー依存的薬剤排出ポンプの作用で排出される．

E 薬剤耐性菌

学習の目標

- [ ] MRSA
- [ ] PRSP
- [ ] VRE
- [ ] PPNG
- [ ] CMRNG
- [ ] BLPAR
- [ ] BLNAR
- [ ] MDRP
- [ ] MDRA
- [ ] ESBL 産生菌
- [ ] カルバペネマーゼ産生菌
- [ ] MDR-TB

メチシリン耐性黄色ブドウ球菌（methicillin-resistant *Staphylococcous aureus*；MRSA)

1．主な耐性機序
①細胞壁合成酵素（PBP）の変化.
- PBP2' の遺伝子（*mecA*）の獲得.

2．判定基準薬剤
オキサシリン，セフォキシチン.

3．有効な薬剤
バンコマイシン，テイコプラニン，リネゾリド，アルベカシン，ダプトマイシン.

ペニシリン耐性肺炎球菌(penicillin-resistant *Streptococcus pneumoniae*；PRSP)

1．主な耐性機序
細胞壁合成酵素（PBP）の変異.

2．判定基準薬剤
ペニシリン G.

3．有効な薬剤
カルバペネム系，グリコペプチド系，ニューキノロン系抗菌薬など.

バンコマイシン耐性腸球菌（vancomycin-resistant *Enterococcus*；VRE）

1．主な耐性機序

①細胞壁合成素材（ムレインモノマーのペンタペプチド）の変異.

・*vanA*，*vanB*，*vanC* 遺伝子などの獲得.

2．判定基準薬剤

バンコマイシン.

3．有効な薬剤

リネゾリド.

 # ペニシリン耐性淋菌

ペニシリナーゼ産生淋菌（penicillinase-producing *Neisseria gonorrhoeae*；PPNG）

1．主な耐性機序

β-ラクタマーゼ（ペニシリナーゼ）の産生.

2．判定基準薬剤

ペニシリン G.

3．有効な薬剤

セフトリアキソン，セフォジジム，スペクチノマイシンなど.

染色体性ペニシリン耐性淋菌（chromosome-mediated penicillin-resistant *Neisseria gonorrhoeae*；CMPRNG）

1．主な耐性機序

細胞壁合成酵素（PBP）の変異.

2．判定基準薬剤

ペニシリン G.

3．有効な薬剤

セフトリアキソン，アジスロマイシンなど.

アンピシリン耐性インフルエンザ菌

 β-ラクタマーゼ産生アンピシリン耐性インフルエンザ菌(beta-lactamase-producing ampicillin-resistant *Haemophilus influenzae*；BLPAR)

1．主な耐性機序
　β-ラクタマーゼ（ペニシリナーゼ）の産生．
2．判定基準薬剤
　アンピシリン．
3．有効な薬剤
　カルバペネム系抗菌薬，セフォタキシム，セフトリアキソンなど．

 β-ラクタマーゼ非産生アンピシリン耐性インフルエンザ菌(beta-lactamase-negative ampicillin-resistant *Haemophilus influenzae*；BLNAR)

1．主な耐性機序
　細胞壁合成酵素（PBP）の変異．
2．判定基準薬剤
　アンピシリン．
3．有効な薬剤
　カルバペネム系抗菌薬，セフォタキシム，セフトリアキソンなど．

6 多剤耐性緑膿菌（multidrug-resistant *Pseudomonas aeruginosa*；MDRP)

1．主な耐性機序
　β-ラクタマーゼ（カルバペネマーゼ）とアミノグリコシド修飾の産生，DNA ジャイレースの変異など．
2．判定基準薬剤
　イミペネム，アミカシン，シプロフロキサシン．
3．有効な薬剤
　コリスチン．

7 多剤耐性アシネトバクター（multidrug-resistant *Acinetobacter*；MDRA）

1．主な耐性機序
β-ラクタマーゼ（カルバペネマーゼ）とアミノグリコシド修飾の産生，DNA ジャイレースの変異など．

2．判定基準薬剤
イミペネム，アミカシン，シプロフロキサシン．

3．有効な薬剤
チゲサイクリン．

8 基質拡張型 β-ラクタマーゼ産生菌

1．主な耐性機序
基質拡張型 β-ラクタマーゼ（ESBL）の産生．

2．判定基準薬剤
ペニシリリン系，セファロスポリン系．モノバクタム系抗菌薬．

3．有効な薬剤
カルバペネム系（イミペネム，メロペネムなど），セファマイシン系（セフメタゾールなど），オキサセフェム系抗菌薬（フロモキセフなど）．

9 カルバペネマーゼ産生菌

1．主な耐性機序
メタロ-β-ラクタマーゼ，KPC 型 β-ラクタマーゼ，OXA 型カルバペネマーゼなどの産生．

2．判定基準薬剤
カルバペネム系抗菌薬．

3．有効な薬剤
コリスチン，チゲサイクリンなど．

10 カルバペネム耐性腸内細菌科細菌（carbapenem-resistant *Enterobacteriaceae*；CRE）

1．主な耐性機序
カルバペネマーゼの産生，薬剤透過性の低下など．

2．判定基準薬剤

イミペネム，メロペネム．

3．有効な薬剤

コリスチン，チゲサイクリンなど．

多剤耐性結核菌（multidrug-resistant *Mycobacterium tuberculosis*；MDR-TB）

1．主な耐性機序

RNA ポリメラーゼ遺伝子（*rpoB*），*katG* 遺伝子など複数の遺伝子変異．

2．判定基準薬剤

①リファンピシン，イソニコチン酸ヒドラジド（イソニアジド）．

- 国内ではこれらの2剤に加えて，二次抗結核薬のうちのニューキノロン系，アミノグリコシド系抗菌薬の1剤以上に耐性を示す超多剤耐性結核菌〔広範囲薬剤耐性結核菌（XDR-TB）も MDR-TB に含めている．

3．有効な薬剤

デラマニド．

抗菌薬耐性の問題点

細菌感染を起こしたとき，感染菌の一部がすでに抗菌薬耐性をもっていることがある．このようなときに抗菌薬を使用すると，生体内で耐性菌が中心となって増殖してしまう可能性がある．また，同じ抗菌薬の反復投与や長期間投与が原因となって，細菌が徐々に耐性化してしまう．抗菌薬耐性菌による感染症では，殺菌や増殖阻害が可能な抗菌薬の種類が少なくなるため，治療が困難となる．そして，耐性菌が増加すると，これまでは薬剤投与を行えば軽症で回復できた感染症が，難治性となって重症化しやすくなり，さらには死亡に至る可能性が高くなる．とくに，免疫力が弱い人では感染症が重症化しやすいため，耐性菌の広がりによって使用できる抗菌薬が減ると，生命の危険が高まる．

F 抗真菌薬

学習の目標

☐ ポリエン系　　　　　　　☐ キャンディン系
☐ アゾール系

ポリエン系抗真菌薬

1．作用機序
細胞膜障害.

2．代表的薬剤
アムホテリシンB（AMPH-B），ナイスタチン（NYS）.

アゾール系（イミダゾール系・トリアゾール系）抗真菌薬

1．作用機序
細胞膜エルゴステロール合成阻害.

2．代表的薬剤
①イミダゾール系：ミコナゾール（MCZ）.
②トリアゾール系：フルコナゾール（FLCZ），ボリコナゾール（VRCZ）.

キャンディン系抗真菌薬

1．作用機序
細胞壁グルカンの合成阻害.

2．代表的薬剤
ミカファンギン（MCFG）.

表 7-3 主な抗真菌薬

作用メカニズム	分類	薬剤	主な適応（○は長所，×は短所）
細胞膜障害	ポリエン系	アムホテリシンB（アンホテリシンB）	**深在性真菌症**：アスペルギルス，カンジダ，クリプトコックス・ネオフォルマンス
		ナイスタチン	**表在性真菌症**：消化管内のカンジダ ×糸状菌には無効
DNAと蛋白の合成阻害	ピリミジン誘導体	フルシトシン（5-フルオロシトシン）	**深在性真菌症**：カンジダ，クリプトコックス・ネオフォルマンス（ただし，アムホテリシンB，ナイスタチンと併用） ×耐性菌が出現しやすい ×糸状菌には使用不可
細胞膜エルゴステロールの合成阻害	アゾール系（イミダゾール系）	ミコナゾール	**深在性・表在性真菌症**：アスペルギルス，トリコフィトン（皮膚糸状菌），カンジダ，マラセチア
		クロトリマゾール	**表在性真菌症**：アスペルギルス，トリコフィトン（皮膚糸状菌），カンジダ，マラセチア（角質親和性が高く皮膚貯留性が高い）
	アゾール系（トリアゾール系）	フルコナゾール	**深在性真菌症**：クリプトコックス・ネオフォルマンスを含めたほとんどの酵母 ×糸状菌には無効
		イトラコナゾールボリコナゾール	**深在性・表在性真菌症**：アスペルギルス，スポロトリックス・シェンキー（二形性真菌），カンジダ
細胞壁グルカンの生合成阻害	キャンディン系	ミカファンギン	**深在性真菌症**：アスペルギルス，カンジダ ○フルコナゾール耐性のカンジダにも有効 ○安全性が高い ×クリプトコックスには無効
スクアレンエポキシダーゼの阻害（スクアレンの蓄積とエルゴステロール合成を阻害）	チオカルバメート系	トルナフテイトトリシクレイトリラナフテイト	**表在性真菌症**：トリコフィトン（皮膚糸状菌），スポロトリックス・シェンキー（二形性真菌） ×酵母には無効
	アリルアミン系	テルビナフィン	**深在性・表在性真菌症**：トリコフィトン（皮膚糸状菌），スポロトリックス・シェンキー（二形性真菌），カンジダ，マラセチア ×抗真菌スペクトルが広い

G 抗ウイルス薬

1 抗ヘルペスウイルス薬(単純ヘルペスウイルス, 水痘-帯状疱疹ウイルス)

1. 作用機序

ヌクレオチド類似体による DNA ポリメラーゼの阻害.

2. 代表的薬剤

アシクロビル（ACV），バラシクロビル（VACV）.

2 抗サイトメガロウイルス薬

1. 作用機序

ヌクレオチド類似体による DNA ポリメラーゼの阻害.

2. 代表的薬剤

ガンシクロビル（GCV）.

3 抗インフルエンザウイルス薬

🔵 脱殻阻害薬

1. 作用機序

脱殻（カプシドを外す過程）の阻害.

2. 代表的薬剤

アマンタジン（AMD）.

🔵 ノイラミニターゼ阻害薬

1. 作用機序

細胞からの増殖ウイルス粒子放出に必要なノイラミニダーゼの阻害.

表7-4 主な抗ウイルス薬

作用メカニズム	薬剤	主な適応
DNAポリメラーゼ阻害	アシクロビル, バラシクロビル	単純ヘルペスウイルス (HSV) 水痘-帯状疱疹ウイルス (VZV)
	ガンシクロビル	サイトメガロウイルス (CMV)
逆転写酵素阻害	ジドブジン(アジドチミジン), アバカビル, ジダノシン, ラミブジン	ヒト免疫不全ウイルス (HIV)
プロテアーゼ阻害	インジナビル, リトナビル	
インテグラーゼ阻害	ラルテグラビル	
吸着・侵入阻害	マラビロク	
脱殻阻害	アマンタジン	A型インフルエンザウイルス
RNA合成阻害	リバビリン, インターフェロン (α, β)	C型肝炎ウイルス (HCV)
放出阻害 (ノイラミニダーゼ阻害)	オセルタミビル, ザナミビル, ペラミビル, ラニナミビル	A型インフルエンザウイルス B型インフルエンザウイルス

2. 代表的薬剤

オセルタミビル (OTV), ザナミビル (ZAN).

抗HIV (ヒト免疫不全ウイルス) 薬

逆転写酵素阻害薬

1. 作用機序

ウイルスRNAからcDNAを合成する逆転写酵素の阻害.

2. 代表的薬剤

ジドブジン〔ZDV (アジドチミジン (AZT)〕.

プロテアーゼ阻害薬

1. 作用機序

カプシドや逆転写酵素の成熟(合成)に必要なプロテアーゼの阻害.

2. 代表的薬剤

インジナビル (IDV), リトナビル (RTV).

吸着・侵入阻害薬

1．作用機序
細胞表面のレセプターと結合，ウイルスの吸着・侵入過程を阻害．

2．代表的薬剤
マラビロク（MVC）．

 # 5 抗HCV（C型肝炎ウイルス）薬

1．作用機序
RNA合成の阻害．

2．代表的薬剤
リバビリン，インターフェロン．

H　細菌の薬剤感受性検査法

①最小発育阻止濃度（MIC）：試験管内で菌の発育が阻止される最小の薬剤濃度（μg/mL，mg/L）.

②最小殺菌濃度（MBC）：試験管内で菌が殺菌される最小の薬剤濃度で，MBC＞MIC の薬剤は静菌的，MBC≒MIC の薬剤は殺菌的.

1 薬剤感受性検査

1．目的

　感染症の治療に有効な抗菌薬の選択を目的とし，細菌がその抗菌薬に感受性（感性）であるか否か，つまり，その抗菌薬が有効であるか否かを調べる.

2．方法

(1) 微量液体希釈法

　①方法：ミューラー・ヒントンブロスなどで作製した薬剤の 2 倍希釈系列（たとえば 128，64，32，16，8，4，2，1，0.5，0.25，0.125 μg/mL）に菌を一定量（5×10^4 CFU/mL 程度）接種し，35℃で 18〜24 時間培養後に発育の有無を確認.

　②判定：菌の発育が認められない最小の薬剤濃度を MIC とする.

(2) ディスク拡散法

　①方法：被検菌を塗布した寒天平板上に薬剤含有ディスクを置き，35℃で 18〜24 時間培養後にディスク周囲に形成された阻止円の直径を測定.

　②判定：阻止円の直径を判定基準にあてはめ，感性（S），中間（I），耐性（R）を判定.

2 β-ラクタマーゼ検査法

1．目的
　β-ラクタマーゼ産生性の確認や産生する β-ラクタマーゼの種類の
スクリーニング．

2．方法

（1）ニトロセフィン法
　①検出酵素：ペニシリナーゼ．
　②対象菌種：*Haemophilus influenzae*，*Neisseria gonorrhoeae*，
　　Moraxella catarrhalis，*Staphylococcus aureus* など．

（2）ボロン酸阻害法
　①検出酵素：セファロスポリナーゼ．
　②対象菌種：腸内細菌科の *Citrobacter freundii*（シトロバクター・
　　フロインディ），*Enterobacter cloacae*（エンテロバクター・クロ
　　アケ），*Serratia marcescens*（セラチア・マルセッセンス）など．

（3）クラブラン酸阻害法
　①検出酵素：基質拡張型 β-ラクタマーゼ（ESBL）．
　②対象菌種：腸内細菌科の *Escherichia coli*，*Klebsiella oxytoca*（ク
　　レブシェラ・オキシトカ），*Klebsiella pneumoniae*（クレブシェ
　　ラ・ニューモニエ），*Proteus mirabilis*（プロテウス・ミラビリス）
　　など．

（4）キレート阻害法
　①検出酵素：カルバペネマーゼ．
　②対象菌種：腸内細菌科の *Klebsiella pneumoniae*，*Serratia marc-
　　escens*，ブドウ糖非発酵菌の *Acinetobacter baumannii*，*Pseudo-
　　monas aeruginosa*（シュードモナス・エルギノーザ），*Stenotro-
　　phomonas maltophilia*（ステノトロホモナス・マルトフィリア）
　　など．

（5）改良ホッジテスト
　①検出酵素：カルバペネマーゼ．
　②対象菌種：腸内細菌科の *Klebsiella pneumoniae*，ブドウ糖非発酵
　　菌の *Acinetobacter baumannii* など．

Ⅰ 抗菌薬治療

☐ 薬剤感受性　　　　　　☐ ブレイクポイント
☐ 薬剤耐性　　　　　　　☐ TDM

1 抗菌薬感受性とブレイクポイント

1．薬剤感受性

　抗菌薬によって細菌が「殺菌」または「静菌（発育が抑制）」される場合，その細菌はその薬剤に感受性があるという．

（1）自然耐性と不感受性

　それぞれの抗菌薬には本来効果が及ばない菌があり，このような場合を「自然耐性」または「不感受性」という．

（2）薬剤耐性

　ある抗菌薬に本来感受性であった細菌が感受性でなくなることを，単に「薬剤耐性」という．

（3）治療薬剤の選択

　抗菌薬治療の際には，自然耐性（不感受性），薬剤耐性以外の感受性薬剤を選択しなければならない．

2．ブレイクポイントとブレイクポイント MIC

（1）ブレイクポイント

　薬剤感受性検査の結果から抗菌薬の治療効果を予測するための基準値であり，投与量，組織移行性，投与経路による標的部位（病巣）での薬物濃度を考慮して設定される．

（2）ブレイクポイント MIC

　臨床的に有効と考えられる MIC 値の下限で，臨床成績が考慮されている．感染症の原因菌に対する MIC がブレイクポイント MIC 以下であれば，その抗菌薬の投与が有効と考える．

血中薬物濃度測定（therapeutic drug monitoring；TDM）

1．TDM の目的

　患者ごとの血中薬物濃度を測定して薬物の効果や副作用を評価し，適切な薬剤投与量を求めることを目的とし，高速液体クロマトグラフィー（HPLC）で測定する．

2．血中薬物の推移に関連する主な因子

　薬物に対するヒトの反応性（薬理効果）には個人差があるため，次のような因子を考慮する．

（1）生理的因子

　①年齢，性別，身長，体重．
　②日内変動．
　③血圧．

（2）病態因子

　①肝機能障害．
　②腎機能障害．
　③心不全．
　④代謝性疾患．
　⑤胃腸障害．
　⑥呼吸器障害．

（3）薬物相互作用

（4）その他

　①妊娠の有無．
　②嗜好（喫煙，アルコールなど）．

3．TDM が必要な薬剤

　①アミノグリコシド系抗菌薬：腎毒性（腎機能障害），耳毒性．
　②グリコペプチド系抗菌薬：腎毒性（腎機能障害）．
　③アゾール系抗真菌薬（ボリコナゾール）：肝毒性（肝機能障害），
　　視覚障害．

セルフ・チェック

A 次の文章で正しいものに○，誤っているものに×をつけよ．

	○	×
1. β-ラクタム系抗菌薬はペプチドグリカン合成を阻害する．	□	□
2. キノロン系抗菌薬は RNA 合成を阻害する．	□	□
3. マクロライド系抗菌薬は殺菌的に作用する．	□	□
4. ポリペプチド系抗菌薬の作用機序は細胞壁合成阻害である．	□	□
5. グリコペプチド系抗菌薬は MRSA に有効である．	□	□
6. ESBL 産生菌はカルバペネム系抗菌薬に耐性である．	□	□
7. MDRP はニューキノロン系抗菌薬に耐性である．	□	□
8. グリコペプチド系抗菌薬の投与では TDM が必要である．	□	□
9. イソニコチン酸ヒドラジドは抗結核薬である．	□	□
10. アムホテリシン B は抗ウイルス薬である．	□	□
11. ガンシクロビルは抗真菌薬である．	□	□
12. アシクロビルは DNA ポリメラーゼを阻害する．	□	□
13. オセルタミビルは脱殻を阻害する．	□	□
14. ニトロセフィン法はペニシリナーゼの検出に用いられる．	□	□
15. テイコプラニンは TDM が必要な薬剤である．	□	□

A 1-○，2-×（DNA 合成阻害），3-×（静菌的），4-×（細胞膜障害），5-○，6-×（感受性・感性），7-○，8-○，9-○，10-×（抗真菌薬），11-×（抗ウイルス薬，サイトメガロウイルスに有効），12-○（抗ヘルペスウイルス薬），13-×（ノイラミニダーゼを阻害する），14-○，15-○

B

1. 作用機序が細胞壁合成阻害によるものはどれか. **2つ選べ**.
   - □ ① アンピシリン
   - □ ② ゲンタマイシン
   - □ ③ ミノサイクリン
   - □ ④ シプロフロキサシン
   - □ ⑤ バンコマイシン

2. 抗菌薬とその系統名の組合せで正しいのはどれか. **2つ選べ**.
   - □ ① クリンダマイシン―――ペニシリン系
   - □ ② ゲンタマイシン――――アミノグリコシド系
   - □ ③ シプロフロキサシン――キノロン系
   - □ ④ セファゾリン―――――マクロライド系
   - □ ⑤ ミノサイクリン――――セフェム系

3. 静菌的に作用する抗菌薬はどれか. **2つ選べ**.
   - □ ① アンピシリン
   - □ ② イミペネム
   - □ ③ エリスロマイシン
   - □ ④ ゲンタマイシン
   - □ ⑤ ミノサイクリン

B 1-①と⑤ (②蛋白合成阻害と細胞膜障害. ③蛋白合成阻害. ④DNA合成阻害), 2-②と③ (①リンコマイシン系. ④セフェム系 (セファロスポリン系). ⑤テトラサイクリン系), 3-③と⑤

4. β−ラクタム系抗菌薬に対する細菌の耐性機序として正しい
   のはどれか. **2つ選べ**.
   □ ① リボソームの変化
   □ ② 核酸合成酵素の変化
   □ ③ リン酸化による不活化
   □ ④ 加水分解酵素による不活化
   □ ⑤ ペニシリン結合蛋白の変化

5. 血中薬物濃度測定（TDM）が必要な抗菌薬はどれか.
   □ ① セファゾリン
   □ ② ミノサイクリン
   □ ③ エリスロマイシン
   □ ④ バンコマイシン
   □ ⑤ リネゾリド

6. *Staphylococcus aureus* のメチシリン耐性の判定に用いるの
   はどれか.
   □ ① ペニシリンG
   □ ② オキサシリン
   □ ③ セファゾリン
   □ ④ バンコマイシン
   □ ⑤ テイコプラニン

4−④と⑤（④β−ラクタマーゼによる加水分解. ⑤ペニシリン結合蛋白は細胞壁
合成酵素（PBP）ともよばれる. ①アミノグリコシド系, マクロライド系, テト
ラサイクリン系, クロラムフェニコール系などの蛋白合成阻害薬. ②キノロン系
（DNA合成阻害）やリファマイシン系（RNA合成阻害）. ③アミノグリコシド
系）, 5−④（グリコペプチド系とアミノグリコシド系で必要）, 6−②（MRSAの
判定基準薬剤はオキサシリンとセフォキシチン）

7. *Pseudomonas aeruginosa* に対して抗菌力を有するのはどれ
   か.
   - ☐ ① アンピシリン
   - ☐ ② イミペネム
   - ☐ ③ セファゾリン
   - ☐ ④ セフォタキシム
   - ☐ ⑤ セフメタゾール

8. 薬剤耐性菌と有効な抗菌薬の組合せで正しいのはどれか.
   - ☐ ① 多剤耐性緑膿菌―――――――――アミノグリコシド系
   - ☐ ② 多剤耐性アシネトバクター――――キノロン系
   - ☐ ③ バンコマイシン耐性腸球菌――――セファロスポリン系
   - ☐ ④ メチシリン耐性黄色ブドウ球菌―――ペニシリン系
   - ☐ ⑤ 基質拡張型 β-ラクタマーゼ産生菌――カルバペネム系

9. カルバペネム系抗菌薬を分解するのはどれか.
   - ☐ ① オキサシリナーゼ
   - ☐ ② セファロスポリナーゼ
   - ☐ ③ ペニシリナーゼ
   - ☐ ④ メタロ-β-ラクタマーゼ
   - ☐ ⑤ 基質拡張型 β-ラクタマーゼ（ESBL）

7-② （多剤耐性緑膿菌の判定基準薬剤（イミペネム, アミカシン, シプロフロキ
サシン）は通常の緑膿菌に対して抗菌力を有する）, 8-⑤ （①コリスチン（ポリ
ペプチド系）. ②チゲサイクリン（グリシルサイクリン系）. ③リネゾリド（オキ
サゾリジノン系）. ④バンコマイシン, テイコプラニン（グリコペプチド系））,
9-④（メタロ-β-ラクタマーゼ, KPC 型 β-ラクタマーゼ, OXA 型カルバペネマー
ゼはイミペネムなどのカルバペネム系抗菌薬を分解する）

10. 多剤耐性結核菌を判定する薬剤はどれか. **2つ選べ.**
   - ☐ ① ピラジナミド（PZA）
   - ☐ ② エタンブトール（EB）
   - ☐ ③ リファンピシン（RFP）
   - ☐ ④ ストレプトマイシン（SM）
   - ☐ ⑤ イソニコチン酸ヒドラジド（INH）

11. 抗真菌薬はどれか. **2つ選べ.**
   - ☐ ① アムホテリシンB
   - ☐ ② エタンブトール
   - ☐ ③ ガンシクロビル
   - ☐ ④ イソニコチン酸ヒドラジド
   - ☐ ⑤ ミコナゾール

12. 抗ウイルス薬はどれか.
   - ☐ ① アシクロビル
   - ☐ ② ピラジナミド
   - ☐ ③ フルコナゾール
   - ☐ ④ ホスホマイシン
   - ☐ ⑤ レボフロキサシン

13. 細菌の薬剤感受性検査に用いるのはどれか. **2つ選べ.**
   - ☐ ① 凍結乾燥法
   - ☐ ② 組織培養法
   - ☐ ③ 10%KOH法
   - ☐ ④ 微量液体希釈法
   - ☐ ⑤ ディスク拡散法

10-③と⑤, 11-①と⑤（②, ④抗菌薬（抗結核薬）. ③抗ウイルス薬（抗サイトメガロウイルス薬）), 12-①（①抗ヘルペスウイルス薬. ②抗菌薬（抗結核薬）. ③抗真菌薬. ④, ⑤抗菌薬）, 13-④と⑤（①細菌, 血液製剤などの保存. ②ヒトや動物の組織片や細胞を無菌的に培養する方法（培養した組織・細胞はウイルス, リケッチア, クラミジアの分離・増殖などに用いられる). ③皮膚, 毛髪, 爪などの検体中の真菌の観察法）

8　感染と発症

A　常在細菌叢

学習の目標

- ☐ 常在細菌
- ☐ 常在細菌叢
- ☐ 常在細菌叢の作用

---

①常在細菌：健常人の体表面や消化管内などに日常的にすみついて宿主との関係を維持している細菌．すべての微生物を指す場合には常在微生物という．

②常在細菌叢：ある特定の部位にすみついている常在細菌群（常在細菌の集合体）．すべての微生物を指す場合には常在微生物叢という．

常在細菌叢の分布

各部位に常在する主要な細菌を以下に示す．

1．口腔内

①唾液：菌数は約 10^8/mL．*Streptococcus* 属，*Neisseria* 属．

②プラーク（歯垢）：*Streptococcus* 属．

- ・*S. mutans*（ストレプトコッカス・ミュータンス）と *S. sobrinus*（ストレプトコッカス・ソブリナス）はう蝕原性細菌（虫歯の原因菌）．

③歯肉溝（歯と歯肉の隙間）：偏性嫌気性 Gram 陰性桿菌．

- ・*Porphyromonas gingivalis*（ポルフィロモナス・ジンジバリス），*Prevotella intermedia*（プレボナラ・インターメディア）は歯周病原性細菌（歯周病の原因菌）．

2．上気道

①鼻腔：*Staphyrococcus epidermidis*（スタフィロコッカス・エピデルミディス，表皮ブドウ球菌），*S. aureus*（黄色ブドウ球菌）．

②咽頭：*Streptococcus* 属，*Moraxella* 属，*Neisseria* 属，*Haemophilus* 属．

・*S. pneumoniae* と *H. influenzae* による誤嚥性肺炎が問題.

3．皮膚

①表面部：*Staphylococcus epidermidis*.

②皮脂腺：*Cutibacterium*（旧 *Propionibacterium*）*acnes*〔キューティバクテリウム（旧プロピオニバクテリウム）・アクネス，アクネ菌（acne＝ニキビ）〕.

・*S. epidermidis* と *C. acnes* は血液培養時の汚染菌になる.

4．胃内

①*Streptococcus* 属などの口腔由来菌や *Lactobacillus* 属などがみられる.　*Helicobacter pylori* を保菌している場合がある.

・*H. pylori* は慢性胃炎，胃潰瘍，十二指腸潰瘍などの発生に関与.

5．腸管内

①小腸：*Streptococcus* 属，*Enterococcus* 属，*Lactobacillus* 属など.

②大腸：菌数は 10^{11}/g（糞便）.　*Bacteroides* 属が最も多い.　その他に *Escherichia* 属，*Klebsiella* 属，*Enterobacter* 属，*Proteus* 属，*Enterococcus* 属など 100 種類以上.

6．膣内

Lactobacillus 属，*Streptococcus* 属，*Ureaplasma*（ウレアプラズマ）属，*Gardnerella*（ガードネレラ）属や酵母様真菌の *Candida* 属など.

7．外陰部・尿道下部

Streptococcus 属，*Enterococcus* 属，*Staphylococcus* 属，腸内細菌科細菌，*Mycoplasma* 属，*Ureaplasma* 属など.

8．常在菌が存在しない部位

血流中や脳脊髄液には常在菌が存在しないので，これらの部位から採取される血液や髄液は本来無菌的である.

2 常在細菌叢の作用

1．生体に有利な作用

①バリア（障壁）作用：外部からの病原体の侵入を防ぐ.

②自浄作用：*Lactobacillus* 属が産生する乳酸による膣内自浄作用.

③栄養作用：生体が利用可能なビタミン類の合成.

2．生体に不利な作用

①毒性作用：アミン，ニトロソ化合物などの毒性物質の産生.

②感染源としての作用：組織損傷部位などからの侵入・感染.

3 常在細菌叢と感染

1.内因性感染

①常在細菌が疾病の原因微生物となる感染を内因性感染という.

・通常は常在細菌叢に存在しない外来性微生物による感染は外因性
感染.

2.宿主–寄生体相互作用

　微生物（寄生体）の感染によって感染症が起こるか否かは，微生物
の力（病原性）と宿主の抵抗力（防御能）のどちらが強いかという力
関係によって決まる．この関係を宿主–寄生体相互作用という.

B　微生物の病原因子

学習の目標

☐ 病原性　　　　　　　☐ 侵襲性
☐ 付着性　　　　　　　☐ 細菌毒素

①病原性：微生物が宿主に病気を起こす能力を病原性，その原因と
　なる物質（微生物の構造物，産生する毒素・酵素など）を病原因
　子という.

②付着性：微生物が感染するためには生体に付着する能力が必要で
　あり，この能力をもつ構造物を付着因子という.

③侵襲性：微生物が宿主の組織を傷害・破壊して組織内への侵入や
　拡散を引き起こす性質.

④細菌毒素：細菌が産生・保有して生体に病原性を示す物質で，外
　毒素（exotoxin）と内毒素（endotoxin）がある．一般に，組織侵
　襲性を促進する菌体外酵素は組織侵襲性因子とよび，毒素とは区
　別.

主な付着因子

①線毛.
②リポタイコ酸（Gram 陽性菌）.
③菌体表層蛋白〔*Streptococcus pyogenes*（ストレプトコッカス・ピオジェネス）など〕.

 外毒素と内毒素

1．外毒素

①構成成分：蛋白質.
②熱に対する性質：多くは易熱性（60℃，30 分間の加熱で失活）.
　・毒素型食中毒を起こす．*Staphylococcus aureus* のエンテロトキシンは耐熱性.
③産生・所在：菌体外に分泌.
④毒作用：強い．臓器・組織特異的.
⑤抗原性：強い．トキソイド化（ホルマリン処理による無毒化）可能.
⑥代表的な毒素：エンテロトキシン〔腸管毒素（下痢・嘔吐）〕，テタノスパスミン〔神経毒素（破傷風）〕，ジフテリア毒素（ジフテリア），発赤毒素（猩紅熱），ボツリヌス毒素〔神経毒素（ボツリヌス症）〕，表皮剥離毒素（ブドウ球菌性熱傷様皮膚症候群），ベロ毒素（腸管出血性大腸菌感染症）など．**表 8-1** に主な外毒素の分類と産生菌を示す.

2．内毒素（エンドトキシン）

①構成成分：リポ多糖（LPS）.
　・毒素活性を担うのはリピド A 部分.
②熱に対する性質：耐熱性（100℃，30 分間の加熱に耐える）.
③産生・所在：Gram 陰性菌外膜に存在．菌の死滅・破壊時に放出.
④毒作用：弱い．非特異的.
⑤抗原性：弱い．トキソイド化できない.
⑥引き起こされる疾患：内毒素ショック（エンドトキシンショック），播種性血管内凝固症候群（DIC）.

表 8-1　主な外毒素の分類と産生菌

分類	毒素	産生菌
腸管毒素	耐熱性エンテロトキシン	*Staphylococcus aureus* 腸管毒素原性大腸菌（ETEC）
	易熱性エンテロトキシン	腸管毒素原性大腸菌（ETEC）
	コレラエンテロトキシン	*Vibrio cholerae*
	エンテロトキシン	*Clostridium perfringens*
	トキシン A（CD toxin A）	*Clostridioides difficile*
細胞毒素	ストレプトリジン O，S	*Streptococcus pyogenes*
	β 溶血毒素	*Staphylococcus aureus*
	ベロ毒素（志賀毒素）	腸管出血性大腸菌（EHEC）
	耐熱性溶血毒素（TDH）	*Vibrio parahaemolyticus*
	α 毒素	*Clostridium perfringens*
	ジフテリア毒素	*Corynebacterium diphtheriae*
	トキシン B（CD toxin B）	*Clostridioides difficile*
神経毒素	ボツリヌス毒素	*Clostridium botulinum*
	破傷風毒素（テタノスパスミン）	*Clostridium tetani*
その他の毒素	毒素性ショック症候群毒素 （TSST-1）	*Staphylococcus aureus*
	表皮剥離毒素	*Staphylococcus aureus*
	発赤毒素	*Streptococcus pyogenes*

主な組織侵襲性因子

①プロテアーゼ：蛋白分解酵素．
②ヒアルロニダーゼ：ヒアルロン酸（結合組織成分）分解酵素．
③ストレプトキナーゼ：フィブリン分解酵素．
④核酸分解酵素：DNase．

白血球抵抗性因子

食細胞の貪食作用に抵抗性を示す因子．
①莢膜．
②粘液層．
③菌体表層蛋白．

C 宿主の抵抗力

学習の目標

□ 非特異的防御機構　　　　□ 特異的防御機構

1 生体防御機構

1．非特異的防御機構

①担当部位（組織）：皮膚，粘膜．

・生物学的バリア：常在細菌叢．

②担当細胞：好中球，マクロファージ，ナチュラルキラー細胞（NK細胞）．

③担当物質：リゾチーム，ディフェンシン，補体，Toll 様レセプター（TLR）など．

④免疫学的記憶（抗原情報の記憶）：なし．

2．特異的防御機構

①担当部位（組織）：皮下，粘膜下，リンパ組織．

②担当細胞：B 細胞，T 細胞．

③担当物質：抗体（免疫グロブリン）．

④免疫学的記憶：あり．

D　感染の発現

 顕性感染と不顕性感染

1．顕性感染

　感染した宿主に症状が現れる場合．

2．不顕性感染

　感染した宿主に自覚的にも他覚的にも症状が現れない場合．

 キャリア

　病原体に感染しても症状が現れず，他の宿主にその病原体を伝播させる（感染させる）可能性のある宿主のこと．細菌感染症の場合は無症候性保菌者，健康保菌者ともよぶ．

E 感染経路

学習の目標
□ 水平感染　　　　　　　□ 垂直感染

1 水平感染

病原体がヒトからヒト，動物からヒト，物（環境）からヒト，ヒトから物を介してヒトに感染すること．

1．接触感染

院内感染の80％以上は接触感染によるという報告がある．過去にはアデノウイルスによる流行性角結膜炎の大規模な院内感染事例がある．

2．飛沫感染

水分を含む飛沫（直径5 μm 以上）による感染．

3．空気感染（飛沫核感染）

水分を含まない飛沫核（直径5 μm 以下）による感染．飛沫核は気流に乗って拡散し，空中を長時間浮遊する．

・結核，麻疹，水痘は空気感染で伝播．

4．血液感染（血液媒介感染）

・B型肝炎，C型肝炎，AIDS（HIV 感染症），梅毒など．

5．経口感染

6．ベクター感染

節足動物（蚊，ダニ，ノミ，シラミ）などが媒介動物（ベクター）となって病原体を伝播する感染．

・日本脳炎，デング熱，黄熱，リケッチア症，マラリアなど．

2 垂直感染

1．経胎盤感染（先天性感染）

①母体から胎児への感染．

・風疹，ヒトサイトメガロウイルス感染，HIV 感染，梅毒など．

2．産道感染

母体から新生児への感染．

表 8-2　感染経路と主な感染症

感染経路	感染症（原因微生物）
接触感染	インフルエンザ（インフルエンザウイルス），流行性角結膜炎（アデノウイルス），風疹（風疹ウイルス），伝染性紅斑（ヒトパルボウイルス B19），重症急性呼吸器症候群（SARS コロナウイルス），中東呼吸器症候群（MERS コロナウイルス），新型コロナウイルス感染症〔COVID-19（2019 新型コロナウイルス）〕，ウイルス性胃腸炎（アデノウイルス，ノロウイルス，ロタウイルスなど），薬剤耐性菌感染症（CRE，MRSA，VRE，MDRP，MDRA など）
飛沫感染	インフルエンザ（インフルエンザウイルス），咽頭結膜熱（アデノウイルス），風疹（風疹ウイルス），流行性耳下腺炎（ムンプスウイルス），伝染性紅斑（ヒトパルボウイルス B19），重症急性呼吸器症候群（SARS コロナウイルス），中東呼吸器症候群（MERS コロナウイルス），新型コロナウイルス感染症〔COVID-19（2019 新型コロナウイルス）〕，ジフテリア（*Corynebacterium diphtheriae*），百日咳（*Bordetella pertussis*），侵襲性髄膜炎菌感染症（*Neisseria meningitidis*），マイコプラズマ肺炎（*Mycoplasma pneumoniae*），クラミジア肺炎（*Chlamydophila pneumoniae*）など
空気感染（飛沫核感染）	結核（*Mycobacterium tuberculosis*），麻疹（麻疹ウイルス），水痘（水痘-帯状疱疹ウイルス）
血液媒介感染	ウイルス性肝炎（HBV，HCV，HDV），AIDS（HIV），梅毒（*Treponema pallidum*）など
経口感染	ウイルス性肝炎（HAV，HEV），ウイルス性食中毒（ノロウイルスなど），細菌性食中毒（腸管出血性大腸菌などの下痢原性大腸菌，*Salmonella* 属細菌，*Campylobacter* 属細菌，*Vibrio* 属細菌，*Staphylococcus aureus*，*Clostridium botulinum*，*Clostridium perfringens*）など
ベクター感染	日本脳炎（日本脳炎ウイルス），デング熱（デングウイルス），黄熱（黄熱ウイルス），ジカ熱（ジカウイルス），発疹チフス（*Rickettsia prowazekii*），ツツガムシ病（*Orientia tsutsugamushi*），マラリア（マラリア原虫）など
垂直感染	・経胎盤感染：先天性風疹症候群（風疹ウイルス），先天性ヒトサイトメガロウイルス感染症（ヒトサイトメガロウイルス），AIDS（HIV），先天性ヒトパルボウイルス B19 感染症（ヒトパルボウイルス B19），先天梅毒（*Treponema pallidum*） ・産道感染：B 型肝炎（HBV），AIDS（HIV），新生児結膜炎（*Neisseria gonorrhoeae*），新生児髄膜炎（*Listeria monocytogenes*）など ・母乳感染：成人 T 細胞白血病（ヒト T 細胞白血病ウイルス），AIDS（HIV）など

CRE：カルバペネム耐性腸内細菌科細菌，MRSA：メチシリン耐性黄色ブドウ球菌，VRE：バンコマイシン耐性腸球菌，MDRP：多剤耐性緑膿菌，MDRA：多剤耐性アシネトバクター，HAV：A 型肝炎ウイルス，HBV：B 型肝炎ウイルス，HCV：C 型肝炎ウイルス，HDV：D 型肝炎ウイルス，HEV：E 型肝炎ウイルス，AIDS：後天性免疫不全症候群，HIV：ヒト免疫不全ウイルス.

3．母乳感染

　母体から乳児への感染.

F　現代の感染症の特徴

学習の目標
- □ 市中感染症
- □ 日和見感染症
- □ 菌交代症
- □ 医療・介護関連感染症
- □ 輸入感染症
- □ 人獣共通感染症
- □ 性感染症
- □ 新興・再興感染症

1．市中感染症（市井感染症）

一般社会で起こる感染症．院内感染に対する言葉として使用される．

2．日和見感染症

感染抵抗力が低下した宿主（易感染者）に弱毒微生物（通常は無害な微生物）が感染して起こる．

3．菌交代症

正常細菌叢の乱れによって起こる内因性感染．抗菌薬の長期間投与による耐性菌の増加・感受性菌の減少が原因となり，腸管内や口腔内などで起こる．

4．医療・介護関連感染症

従来の院内感染（病院感染）の考え方に「介護の現場・在宅医療での感染」や「医療従事者の職業感染」などを加えた用語．院内感染という用語に代わって使用される．

5．輸入感染症

国内に常在しない病原体や常在してもまれな病原体が，海外旅行や輸入によって国内に持ち込まれて起こる感染症．

6．人獣共通感染症

ヒトと脊椎動物が宿主となり，両者の間で伝播する感染症．とくに問題となるのは動物からヒトへの感染（動物由来感染症）．

7．性感染症（sexually transmitted disease；STD）

性行為によって伝播する疾患の総称．

8．新興・再興感染症

①新興感染症：1970 年代以降に新たに認められた微生物が原因で，公衆衛生上の問題となる感染症．

②再興感染症：公衆衛生上の問題とならない程度に減少した感染症

のうち，再流行によって再び問題になるもの．

G 食中毒

学習の目標

☐ 感染型食中毒　　　　　　　☐ 毒素型食中毒

①感染型食中毒：汚染食品を食べた後，腸管内で定着増殖した汚染菌が腸管上皮細胞や組織内に侵入して起こる感染侵入型，汚染菌が定着増殖の過程で産生する毒素が原因となる感染毒素型（生体内毒素型）に分けられる．

②毒素型食中毒：食品中で汚染菌が産生した毒素を食品とともに食べることで起こる食中毒で，食品内毒素型食中毒ともいう．

1 細菌性食中毒

1. 感染型食中毒

①感染侵入型：*Salmonella* 属細菌，*Campylobacter jejuni*，*Campylobacter coli*（カンピロバクター・コリ），*Yersinia enterocolitica*（エルシニア・エンテロコリチカ，腸炎エルシニア），腸管組織侵入性大腸菌，*Shigella*（シゲラ）属細菌，*Salmonella* Typhi，*Salmonella* Paratyphi A（サルモネラ・パラティフィ A，パラチフス A 菌），*Listeria monocytogenes*（リステリア・モノサイトゲネス）など．

②感染毒素型：*Vibrio parahaemolyticus*（ビブリオ・パラヘモリティカス，腸炎ビブリオ），*Clostridium perfringens*（クロストリジウム・パーフリンジェンス，ウェルシュ菌），腸管毒素原性大腸菌，腸管出血性大腸菌，下痢型 *Bacillus cereus*（バシラス・セレウス，セレウス菌），*Vibrio cholerae*（ビブリオ・コレレ，コレラ菌）など．

2. 毒素型食中毒

Staphylococcus aureus，*Clostridium botulinum*（クロストリジウム・ボツリナム，ボツリヌス菌），嘔吐型 *Bacillus cereus*．

② その他の微生物による食中毒

1．ウイルス性食中毒

ノロウイルス，サポウイルス，A型肝炎ウイルスなど．

2．寄生虫による食中毒

アニサキス，クドア，サルコシスティスなど．

食中毒の傾向

2003（平成15）年9月に食品衛生法が改正され，2004（平成16）年から
ノロウイルス食中毒が正式に集計されるようになった．2004（平成16）年～
2019（令和元）年までの16年間に発生した細菌性・ウイルス性食中毒で，
患者数が最も多いのはノロウイルス食中毒，事件数（事例数）が最も多いの
はカンピロバクター属細菌による食中毒である．患者数を事件数で除した1
事件あたりの患者数（患者数/事件数）が最も多いのはウェルシュ菌食中毒
で，大規模な集団発生があったことがわかる．

H　バイオセーフティ

バイオハザード対策

　バイオハザード（biohazard）とは bio（生物），hazard〔危険（障害）〕を意味する．一般に生物災害と訳されるが，これは微生物，核酸・蛋白などの微生物構成成分，微生物の産生物を取り扱うときに生じる災害のことである．

1．バイオハザードの原因
①微生物取り扱い作業中のミス．
②エアロゾル（aerosol）の発生．
③臨床材料からの汚染．
④器具からの汚染．

エアロゾル感染

空気中に浮遊した微小な液体や固体の粒子をエアロゾルという．

1．エアロゾルが発生する操作
①混合・撹拌：ピペット操作，ミキサーの使用，超音波処理など．
②遠心と沈殿物の処理：上清のデカント（容器を静かに傾けて上澄みだけを流す），沈殿物の再浮遊操作．
③検体容器の開封：ゴム栓，スクリューキャップの脱着など．
④接種操作：培地への塗布，白金耳・白金線の火炎滅菌操作．
⑤注射器操作：液量調整，針の抜去など．

2．エアロゾル対策
①室内の空気の流れの調整．
②HEPA フィルター（超高性能粒子吸着フィルター）による室内空気の濾過．
③安全キャビネットの使用による封じ込め．

病原体の危険度分類

1. 危険度（biosafety level；BSL）分類の要因

①病原体そのもののヒトに対する病原性.

②その病原体の感染に対する確実な予防法，治療法の有無.

③地域社会でのその病原体に関する疫学的状況.

以上の要因を考慮して BSL1〜4 の 4 段階に分類し，BSL4 を最高危険度としている.

2. 主な病原体の BSL 分類

（1）BSL1

ヒトや動物（個体）に疾病を起こす可能性のない微生物.

（2）BSL2

個体に疾病を起こす可能性はあるが，実験室スタッフ，地域社会，家畜および環境などに対して重大な危険性を及ぼす可能性のない病原体. 有効な治療法や予防法があり，感染が拡大するリスクは限られる.

①細菌：*Escherichia coli*，*Serratia* 属，非結核性抗酸菌，*Staphylococcus aureus*，*Streptococcus pyogenes*，*Enterococcus* 属，*Pseudomonas aeruginosa* など.

②真菌：*Aspergillus* 属，*Candida* 属，*Cryptococcus* 属など.

③ウイルス：アデノウイルス，単純ヘルペスウイルス，インフルエンザウイルス（A, B, C），HBV，HCV など.

（3）BSL3

個体に重篤な疾病を起こすが，通常の条件下では個体-個体感染は起こらない病原体. 有効な治療法や予防法がある.

①細菌：*Mycobacterium tuberculosis*，*Bacillus anthracis*（バシラス・アンスラシス，炭疽菌），*Salmonella* Typhi，*Yersinia pestis*（エルシニア・ペスティス，ペスト菌），リケッチアなど.

②真菌：日本には生息しない二形性真菌（輸入真菌）.

③ウイルス：黄熱ウイルス，狂犬病ウイルスなど.

（4）BSL4

個体に重篤な疾病を起こし，個体-個体感染が直接および間接的に発生しやすい病原体. 有効な治療法や予防法がない.

・エボラウイルス，痘そうウイルス，ラッサウイルス，マールブルグウイルス，クリミア-コンゴ出血熱ウイルス.

4 生物学的安全キャビネット（biological safety cabinet；BSC）

1．用途
①作業者の保護.
②試料の保護.
③室内環境汚染の防止.

2．分類
①クラスⅠ（室内排気）：無菌操作を必要としない場合に使用.
②クラスⅡ〔タイプA（室内排気），タイプB（室外排気）〕：無菌操作を必要とする場合に使用.
③クラスⅢ（グローブボックス）：高度の危険性をもつ微生物等を使用することが可能.

5 感染性廃棄物の取り扱い方

1．種類
①血液など（血液，血漿，血清，体液）.
②手術などに伴って発生する病理廃棄物.
③血液などが付着した鋭利なもの.
④病原微生物に関連した実験，検査などに用いられたもの.

2．分別：容器につけるバイオハザードマークの色で区別
①赤色：液体または泥状のもの（血液など）.
②橙色：固形状のもの（病原体，血液などで汚染された物品）.
③黄色：鋭利なもの（注射針，アンプル，メスなど）.

Ⅰ 感染の予防と対策

学習の目標

□ ワクチン 　　　　□ 感染経路別予防策
□ 標準予防策

 ワクチン

1．ワクチンの分類
①生ワクチン：弱毒病原体が抗原.
②不活化ワクチン：不活化（死滅）した病原体または病原体の一部分が抗原.
③トキソイド：無毒化した外毒素が抗原.

2．ワクチンの種類
①日本で接種可能なワクチンの種類を**表 8-3** に示す.
・定期接種の対象年齢は政令で規定.

 医療関連感染防止対策

1．標準予防策（スタンダードプリコーション）
血液とすべての体液（汗は除く），分泌物，排泄物，傷のある皮膚，粘膜は感染性があるとみなして感染予防を行う.
①接触したときは正しい手洗いを行う.
②接触する可能性があるときはグローブ，マスク，ガウン，ゴーグルなどを着用する.

2．空気予防策
結核，水痘，麻疹の空気感染（飛沫核感染）を予防.
①N95 マスクの着用.
②患者の個室管理（隔離）.

3．飛沫予防策
インフルエンザ，マイコプラズマ肺炎，風疹，流行性耳下腺炎などの飛沫感染を予防.
①サージカルマスクの着用.

表 8-3　日本で接種可能なワクチンの種類（2021 年 8 月現在）

定期接種 ＊対象年齢は政令 　で規定	**生ワクチン** 　結核（BCG） 　麻疹 　風疹 　麻疹・風疹（MR 混合） 　水痘 　ロタウイルス（1 価，5 価）
	不活化ワクチン 　ポリオ：急性灰白髄炎 　日本脳炎 　B 型肝炎（HBs） 　インフルエンザ（HA） 　ヒトパピローマウイルス（2 価，4 価） 　肺炎球菌（23 価莢膜多糖体，13 価結合型） 　インフルエンザ菌 b 型（Hib）
	トキソイド 　ジフテリア・破傷風（DT 混合）
	不活化ワクチン・トキソイド 　百日咳・ジフテリア・破傷風（DPT 混合） 　百日咳・ジフテリア・破傷風・ポリオ（DPT-IPV 混合）
臨時接種 ＊対象年齢は政令 　で規定	**mRNA ワクチンおよびウイルスベクターワクチン** 　新型コロナウイルス感染症（COVID-19）
任意接種	**生ワクチン** 　流行性耳下腺炎 　帯状疱疹（水痘ワクチンによる） 　黄熱
	不活化ワクチン 　A 型肝炎 　狂犬病 　髄膜炎菌（4 価） 　帯状疱疹 　ヒトパピローマウイルス（9 価）（定期接種を対象年齢以外で受ける 　場合）
	トキソイド 　破傷風 　ジフテリア（成人用）

②患者の配置（ベッドを 1 m 離す）．

4．接触予防策

　ヒトからヒトへの直接接触感染，医療器具・環境を介した間接接触感染を防ぐ．

①グローブの着用.

②ガウンの着用.

③器具（体温計，聴診器，血圧計など）を専用にするか，使用後に消毒.

④患者の配置（呼吸器症状がある場合は飛沫予防策を追加）.

5. 衛生的手洗い

①消毒薬と流水による手洗い.

②速乾性擦り込み式手指消毒薬（アルコール擦り込み剤）による手洗い.

6. 個人防護具（personal protective equipment；PPE）

グローブ，マスク，ガウン，キャップ，エプロン，シューカバー，ゴーグル，フェイスシールドなど感染経路を遮断する有効な手段.

 サージカルマスクと N95 マスク

①サージカルマスク：飛沫予防策で使用され，その性能は細菌濾過効率（bacterial filtration efficiency；BFE）試験で評価する．BFE 試験は，ブドウ球菌浮遊液を実験的飛沫として飛ばし，マスク素材のフィルターで飛沫が除去される割合を測定する方法である．サージカルマスクの推奨値は BFE95%以上（ガーゼマスクの BFE 値は 70%程度）である.

②N95 マスク：空気予防策で使用され，NaCl 粒子を試験粒子として捕集試験を行った場合の捕集効率が 95%以上の性能をもつ．NaCl 粒子は 0.1 μm 以下であるのに対して，空気感染を起こす飛沫核は 5 μm 以下であるので，飛沫核をほぼ 100%阻止することが期待される．NaCl 粒子に対する他のマスクの捕集効率は，サージカルマスクが 70%程度，ガーゼマスクが数%程度である.

J　感染症法

　感染症の予防及び感染症の患者に対する医療に関する法律（感染症法）では，感染症を特徴に応じて一類〜五類，新型インフルエンザ等感染症，指定感染症，新感染症に分類し，診断した医師に届け出と報告の義務が設定されている．

届出
- ・一類〜四類は直ちに．
- ・五類の全数報告疾患は 7 日以内（一部は直ちに）．
- ・五類の定点報告疾患は週単位または月単位．
- ・新型インフルエンザ等感染症，指定感染症，新感染症は直ちに．

1　一類感染症と二類感染症

　感染力や罹患した場合の重篤性などに基づく総合的な観点からみた危険性が極めて高い感染症が一類感染症．それに次いで危険性が高い感染症が二類感染症．

1．一類感染症

エボラ出血熱，クリミア・コンゴ出血熱，痘そう，南米出血熱，ペスト，マールブルグ病，ラッサ熱

2．二類感染症

急性灰白髄炎（ポリオ），結核，ジフテリア，重症急性呼吸器症候群[*1]，中東呼吸器症候群[*2]，鳥インフルエンザ（H5N1），鳥インフルエンザ（H7N9）

[*1]病原体がベータコロナウイルス属SARSコロナウイルスであるものに限る．
[*2]病原体がベータコロナウイルス属MERSコロナウイルスであるものに限る．

三類感染症

感染力や罹患した場合の重篤性などに基づく総合的な観点からみた危険性は高くないものの, 特定の職業に就業することにより感染症の集団発生を起こしうる感染症.

コレラ, 細菌性赤痢, 腸管出血性大腸菌感染症, 腸チフス, パラチフス

 四類感染症

ヒトからヒトへの感染はほとんどないが, 動物, 飲食物などの物件を介してヒトに感染し, 国民の健康に影響を与えるおそれのある感染症.

E型肝炎, ウエストナイル熱[*1], A型肝炎, エキノコックス症, 黄熱, オウム病, オムスク出血熱, 回帰熱, キャサヌル森林病, Q熱, 狂犬病, コクシジオイデス症, サル痘, ジカウイルス感染症, 重症熱性血小板減少症候群[*2], 腎症候性出血熱, 西部ウマ脳炎, ダニ媒介脳炎, 炭疽, チクングニア熱, つつが虫病, デング熱, 東部ウマ脳炎, 鳥インフルエンザ[*3], ニパウイルス感染症, 日本紅斑熱, 日本脳炎, ハンタウイルス肺症候群, Bウイルス病, 鼻疽, ブルセラ症, ベネズエラウマ脳炎, ヘンドラウイルス感染症, 発疹チフス, ボツリヌス症, マラリア, 野兎病, ライム病, リッサウイルス感染症, リフトバレー熱, 類鼻疽, レジオネラ症, レプトスピラ症, ロッキー山紅斑熱

[*1]ウエストナイル脳炎を含む. [*2]病原体がフレボウイルス属 SFTS ウイルスであるものに限る. [*3]鳥インフルエンザ（H5N1 及び H7N9）を除く.

 五類感染症

国が感染症発生動向調査を行い, その結果に基づき必要な情報を国民や医療関係者などに提供・公開していくことによって, 発生・拡大を防止すべき感染症.

1．全数報告疾患

アメーバ赤痢，ウイルス性肝炎[*1]，カルバペネム耐性腸内細菌科細菌感染症，急性弛緩性麻痺[*2]，急性脳炎[*3]，クリプトスポリジウム症，クロイツフェルト・ヤコブ病，劇症型溶血性レンサ球菌感染症，後天性免疫不全症候群，ジアルジア症，侵襲性インフルエンザ菌感染症，侵襲性髄膜炎菌感染症，侵襲性肺炎球菌感染症，水痘[*4]，先天性風疹症候群，梅毒，播種性クリプトコックス症，破傷風，バンコマイシン耐性黄色ブドウ球菌感染症，バンコマイシン耐性腸球菌感染症，百日咳，風疹，麻疹，薬剤耐性アシネトバクター感染症

[*1]E 型肝炎及び A 型肝炎を除く．[*2]急性灰白髄炎を除く．[*3]ウエストナイル脳炎，西部ウマ脳炎，ダニ媒介脳炎，東部ウマ脳炎，日本脳炎，ベネズエラウマ脳炎およびリフトバレー熱を除く．[*4]入院例に限る．

2．定点報告疾患

RS ウイルス感染症，咽頭結膜熱，A 群溶血性レンサ球菌咽頭炎，感染性胃腸炎，水痘，手足口病，伝染性紅斑，突発性発疹，ヘルパンギーナ，流行性耳下腺炎，インフルエンザ[*1]，急性出血性結膜炎，流行性角結膜炎，性器クラミジア感染症，性器ヘルペスウイルス感染症，尖圭コンジローマ，淋菌感染症，感染性胃腸炎[*2]，クラミジア肺炎[*3]，細菌性髄膜炎[*4]，マイコプラズマ肺炎，無菌性髄膜炎，ペニシリン耐性肺炎球菌感染症，メチシリン耐性黄色ブドウ球菌感染症，薬剤耐性緑膿菌感染症

[*1]鳥インフルエンザおよび新型インフルエンザ等感染症を除く．[*2]病原体がロタウイルスであるものに限る．[*3]オウム病を除く．[*4]髄膜炎菌，肺炎球菌，インフルエンザ菌を原因として同定された場合を除く．

5 新型インフルエンザ等感染症

新型インフルエンザ，再興型インフルエンザ，新型コロナウイルス感染症（COVID-19），再興型コロナウイルス感染症．
・COVID-19〔病原体がベータコロナウイルス属のコロナウイルス（2020 年 1 月に中華人民共和国から世界保健機関に対して，人に伝染する能力を有することが新たに報告されたものに限る）であるものに限る〕は 2020 年 2 月 1 日に「指定感染症」に指定され

たが，新型インフルエンザ等対策特別措置法等の一部改正に伴い感染症法の一部が改正され，COVID-19 と再興型コロナウイルス感染症が新型インフルエンザ等感染症に分類されることになった（2021 年 2 月 13 日施行）.

 ## 指定感染症

一類～三類および新型インフルエンザ等感染症に分類されない既知の感染症のなかで，一類～三類に準じた対応の必要が生じた感染症（政令で指定，1 年限定）.

 ## 新感染症

すでに知られている感染症と異なり，重篤度が高い感染症（一類感染症に準じて対応）.

 ## 特定病原体等

生物テロに利用されるおそれがあり，かつ国民の生命と健康に影響を与えるおそれのある病原体として，所持や運搬の許可，輸入の禁止などを定められたもの.

(1) 一種病原体等
①所持等の禁止（国・政令による施設の指定が必要）.
②エボラウイルス，痘そうウイルス，南米出血熱ウイルスなど.

(2) 二種病原体等
①所持等の許可（厚労大臣の許可が必要）.
②ペスト菌，炭疽菌，ボツリヌス毒素，SARS コロナウイルスなど.

(3) 三種病原体等
①所持等の届出（厚労大臣への届出が必要）.
②MERS コロナウイルス，SFTS ウイルス，狂犬病ウイルスなど.

(4) 四種病原体等
①保管・使用等の基準の遵守.
②インフルエンザウイルス，ポリオウイルス，コレラ菌など.

K　感染制御と ICT 活動，AST 活動

> **学習の目標**
> □ 病院感染のアウトブレイク　　　□ 病院感染サーベイランス

 アウトブレイク

　感染症の集団発生．病院内では，一定の場所で同一感染症が多発した次のような状態を，病院感染のアウトブレイクという．
　①同一の感染源と推測される感染症が 2 例以上集団発生した場合．
　②同一の感染症が通常予測される症例数より多く発生した場合．
　③同一微生物による感染症が，通常より統計学的に有意に多く発生した場合．

 サーベイランス

　サーベイランスは監視という意味で，病院内での感染の発生を継続して監視する活動を「病院感染サーベイランス」という．

 アンチバイオグラム

　病院内で分離された微生物の薬剤感受性検査の結果を集計し，院内使用薬剤に対する感受性率の動向（変化）を評価したデータ．

 抗菌薬の適正使用

　感染症の抗菌薬療法において，個々の患者に対して最大限の治療効果を与え，副作用などの有害事象を最小限にとどめ，いち早く治療が完了できるようにすること．そのためには，抗菌薬使用の必要性，薬剤の選択，投与量・投与経路・投与期間などの明確な設定と評価が必要．

5　感染制御チーム（infection control team；ICT）

ICT は医療施設で感染管理を担当する専門職の組織で，医師，看護師，薬剤師，臨床検査技師，事務職（設備管理者）などで構成されている.

1．感染制御専門家の主な認定制度

　①医師または博士の学位をもつ専門職：インフェクションコントロールドクター（ICD）.
　②臨床検査技師：感染制御認定臨床微生物検査技師（ICMT）.
　③看護師：感染管理認定看護師（ICN）.
　④薬剤師：感染制御認定薬剤師（PIC）.

2．ICT の主な業務

　①病院感染サーベイランス（病院感染の発生状況の把握）.
　②病院感染アウトブレイクへの対応.
　③病院感染対策マニュアルの作成.
　④職員の教育（講習会開催など）と健康管理.
　⑤抗菌薬適正使用の指導.

6　抗菌薬適正使用支援チーム（antimicrobial stewardship team；AST）

AST は，医療施設で抗菌薬治療に必要な「抗菌薬適正使用支援」に携わる医師，看護師，薬剤師，臨床検査技師のチームである.

1．構成メンバーの要件

AST のメンバーはチームの業務のみに専念することが求められ，次の要件が設定されている.

　①感染症の診療について 3 年以上の経験をもつ常勤医師.
　②感染管理に 5 年以上従事した経験があり，感染管理に関する研修を修了した専任の看護師.
　③3 年以上の病院勤務経験があり，感染症診療にかかわる専任の薬剤師.
　④3 年以上の病院勤務経験があり，微生物検査にかかわる専任の臨床検査技師.

2．AST の主な業務

　①院内における感染症患者（菌血症の患者，耐性菌が検出された患者，カルバペネム系など特定の抗菌薬を使用中の患者など）のモ

　ニタリングと主治医への診療支援.
②感染症診療に関する各診療科へのコンサルテーション.
③適切な微生物検査・血液検査などの推進.
④抗菌薬適正使用に関する評価.
⑤抗菌薬適正使用に関する院内スタッフの教育・啓発.
⑥院内で使用可能な抗菌薬の定期的見直し.

セルフ・チェック

Ａ 次の文章で正しいものに○，誤っているものに×をつけよ.

	○	×
1. 常在微生物は感染症の原因にならない.	□	□
2. *Staphylococcus epidermidis* は皮膚表面の常在菌である.	□	□
3. 血液と髄液は本来無菌的である.	□	□
4. ヒトの大腸内で最も多いのは *Escherichia coli* である.	□	□
5. 微生物の力が宿主の抵抗力より強い場合に感染症が起こる.	□	□
6. 鞭毛は細菌がもつ付着因子である.	□	□
7. 外毒素の構成成分はリポ多糖である.	□	□
8. グラム陽性菌は内毒素をもつ.	□	□
9. 内毒素は 100℃，30 分間の加熱に耐える.	□	□
10. 外毒素はトキソイド化できる.	□	□
11. 麻疹は飛沫核感染で伝播する.	□	□
12. デング熱は血液媒介感染で伝播する.	□	□
13. 経胎盤感染は水平感染である.	□	□
14. *Vibrio parahaemolyticus* は食品内毒素型食中毒を起こす.	□	□
15. *Staphylococcus aureus* は感染侵入型食中毒を起こす.	□	□

Ａ　1-×（原因になることがある＝内因性感染），2-○，3-○，4-×（*Bacteroides* 属が最も多い），5-○，6-×（線毛），7-×（構成成分は蛋白質），8-×（グラム陰性菌），9-○ 10-○，11-○，12-×（ベクター感染），13-×（垂直感染），14-×（感染毒素型（生体内毒素型，感染型）），15-×（食品内毒素型（毒素型））

16. エボラウイルスは BSL1 に分類される. □ □
17. *Mycobacterium tuberculosis* は BSL3 に分類される. □ □
18. 空気予防策ではサージカルマスクを着用する. □ □
19. 細菌が病原体となる一類感染症はペストである. □ □
20. 中東呼吸器症候群（MERS）は二類感染症である. □ □
21. 結核は三類感染症である. □ □
22. レジオネラ症は四類感染症である. □ □
23. カルバペネム耐性腸内細菌科細菌感染症は五類感染症の
    定点報告疾患である. □ □
24. 薬剤耐性アシネトバクター感染症は五類感染症の全数報
    告疾患である. □ □
25. *Bacillus anthracis* は一種病原体等に分類される. □ □

B

1. ヒトの常在皮膚細菌叢を形成するのはどれか.
   □ ① *Neisseria* 属
   □ ② *Bacteroides* 属
   □ ③ *Cutibacterium* 属
   □ ④ *Mycoplasma* 属
   □ ⑤ *Lactobacillus* 属

16-×（BSL4），17-○，18-×（N95 マスク），19-○，20-○，21-×（二類感
染症），22-○，23-×（五類感染症の全数報告疾患），24-○，25-×（炭疽菌は
二種病原体等．一種病原体等に分類されるのは一類感染症の原因ウイルス（エボ
ラウイルス，クリミア・コンゴ出血熱ウイルス，痘そうウイルス，南米出血熱ウ
イルス，マールブルグウイルス，ラッサウイルス））
B 1-③（①口腔内，②腸管内，④常在しない，⑤膣内）

2. 血管カテーテル菌血症における検出頻度が最も高い原因菌はどれか.
  - □ ① *Enterobacter cloacae*
  - □ ② *Enterococcus faecalis*
  - □ ③ *Escherichia coli*
  - □ ④ *Listeria monocytogenes*
  - □ ⑤ *Staphylococcus epidermidis*

3. 内毒素について正しいのはどれか.
  - □ ① リポ多糖である.
  - □ ② トキソイド化される.
  - □ ③ 菌体外に分泌される.
  - □ ④ 易熱性である.
  - □ ⑤ 毒素型食中毒を起こす.

4. 正しい組合せはどれか. 2つ選べ.
  - □ ① *Bacillus anthracis*————エンドトキシン
  - □ ② *Clostridium botulinum*——神経毒素
  - □ ③ *Shigella sonnei*————テタノスパスミン
  - □ ④ *Staphylococcus aureus*——エンテロトキシン
  - □ ⑤ *Vibrio cholerae*————ベロ毒素

5. 日和見感染症はどれか.
  - □ ① 梅 毒
  - □ ② オウム病
  - □ ③ 腸チフス
  - □ ④ 感染性心内膜炎
  - □ ⑤ ニューモシスチス肺炎

2-⑤（皮膚表面の常在菌であるが，カテーテル挿入部位から血中に侵入する），3-①（②，③，④外毒素の性質．⑤外毒素のエンテロトキシン），4-②と④（①グラム陽性菌なのでエンドトキシンをもたない．③テタノスパスミンは破傷風菌（*Clostridium tetani*）．⑤ベロ毒素は腸管出血性大腸菌），5-⑤（*Pneumocystis jirovecii*（ニューモシスチス・イロベチ）による日和見感染症で，AIDS患者などの易感染者にみられる）

6. 先天性感染を起こすのはどれか. **2つ選べ**.
   - ☐ ① 風疹ウイルス
   - ☐ ② 麻疹ウイルス
   - ☐ ③ ムンプスウイルス
   - ☐ ④ EB ウイルス
   - ☐ ⑤ サイトメガロウイルス

7. 空気感染するのはどれか. **2つ選べ**.
   - ☐ ① 流行性耳下腺炎
   - ☐ ② 肺結核
   - ☐ ③ 百日咳
   - ☐ ④ 風 疹
   - ☐ ⑤ 麻 疹

8. 流行性角結膜炎の主な感染経路はどれか.
   - ☐ ① 空気感染
   - ☐ ② 経口感染
   - ☐ ③ 血液感染
   - ☐ ④ 接触感染
   - ☐ ⑤ 飛沫感染

9. 蚊が媒介するウイルス感染症はどれか. **2つ選べ**.
   - ☐ ① A 型肝炎
   - ☐ ② デング熱
   - ☐ ③ 日本脳炎
   - ☐ ④ ラッサ熱
   - ☐ ⑤ 伝染性紅斑

6-①と⑤ (②空気感染 (飛沫核感染). ③飛沫感染, 接触感染. ④唾液を介した感染), 7-②と⑤ (①飛沫感染, 接触感染. ③飛沫感染. ④飛沫感染 (妊婦では胎児に経胎盤感染)), 8-④, 9-②と③

10. 予防接種でトキソイドを使用するのはどれか. **2つ選べ**.
- ☐ ① インフルエンザ
- ☐ ② ジフテリア
- ☐ ③ 日本脳炎
- ☐ ④ 破傷風
- ☐ ⑤ B型肝炎

11. 生ワクチンを用いるのはどれか. **2つ選べ**.
- ☐ ① インフルエンザ
- ☐ ② ポリオ
- ☐ ③ 麻　疹
- ☐ ④ 水　痘
- ☐ ⑤ 肺炎球菌

12. 感染症の予防及び感染症の患者に対する医療に関する法律（感染症法）における一類感染症はどれか.
- ☐ ① 日本脳炎
- ☐ ② ジフテリア
- ☐ ③ エボラ出血熱
- ☐ ④ 急性灰白髄炎
- ☐ ⑤ 腎症候性出血熱

13. 感染症の予防及び感染症の患者に対する医療に関する法律（感染症法）における三類感染症はどれか.
- ☐ ① アメーバ赤痢
- ☐ ② ボツリヌス症
- ☐ ③ クリプトスポリジウム症
- ☐ ④ 腸管出血性大腸菌感染症
- ☐ ⑤ ロタウイルスによる感染性胃腸炎

10-②と④（①，③，⑤不活化ワクチン），11-③と④（①，②，⑤不活化ワクチン），12-③（①，⑤四類感染症．②，④二類感染症），13-④（①，③五類感染症全数報告疾患．②四類感染症．⑤五類感染症定点報告疾患）

9 細菌

A 好気性・通性嫌気性グラム陽性球菌

学習の目標

☐ Genus *Staphylococcus*　　　　☐ Genus *Aerococcus*
☐ Genus *Streptococcus*　　　　☐ Genus *Micrococcus*
☐ Genus *Enterococcus*

Genus *Staphylococcus*（スタフィロコッカス属, ブドウ球菌）

- 通性嫌気性のグラム陽性球菌.
- カタラーゼテスト：陽性.
- 耐塩性：NaCl（食塩）濃度 10%でも発育.
- 選択分離培地：マンニット食塩培地（食塩濃度 7.5%）.
- コアグラーゼ陰性ブドウ球菌：CNS.

Staphylococcus aureus（スタフィロコッカス・オウレウス, 黄色ブドウ球菌）

（1）性状

①マンニトール（マンニット）分解：陽性.
- マンニトールの発酵分解による酸の産生.

②コアグラーゼテスト：陽性.
- コアグラーゼ（血漿凝固酵素）の産生によるヒトまたはウサギ血漿の凝固.

③DNase テスト：陽性.
- DNase（DNA 分解酵素, ホスホジエステラーゼ）の産生による DNA の分解.

④レシチナーゼ反応（卵黄反応）：陽性.
- レシチナーゼ（ホスホリパーゼ）の産生によるレシチン（ホスファチジルコリン）の分解.

⑤溶血毒素の産生：α〜δの4種類.

・β溶血毒素は CAMP テストに利用される.

⑥細胞壁にプロテイン A（*spa* 遺伝子）.

(2) 病原性

①化膿性炎症疾患.

②毒素型食中毒：耐熱性エンテロトキシン.

③毒素性ショック症候群（TSS）：TSST-1.

④ブドウ球菌性熱傷様皮膚症候群（SSSS）：表皮剥離毒素.

(3) 耐性菌

①メチシリン耐性黄色ブドウ球菌（MRSA）.

・耐性機序：*mecA* 遺伝子（PBP2' をコードする遺伝子）の獲得〔外来性のペニシリン結合蛋白（細胞壁合成酵素）遺伝子の獲得〕.

・判定基準薬剤：オキサシリン，セフォキシチン.

・有効な抗菌薬：バンコマイシン，リネゾリド，アルベカシン.

Staphylococcus epidermidis（スタフィロコッカス・エピデルミディス，表皮ブドウ球菌）

(1) 性状

①マンニトール分解：陰性.

②コアグラーゼテスト：陰性（CNS）.

③DNase テスト：陰性.

④レシチナーゼ反応（卵黄反応）：陰性.

(2) 病原性

①尿路感染症.

②血管カテーテル感染症（菌血症，感染性心内膜炎）.

・採血・血液培養時の汚染菌として注意が必要.

Staphylococcus saprophyticus（スタフィロコッカス・サプロフィティカス，腐生ブドウ球菌）

(1) 性状

コアグラーゼテスト：陰性（CNS）.

(2) 病原性

尿路感染症.

Genus *Streptococcus*（ストレプトコッカス属，レンサ球菌）

- 通性嫌気性のグラム陽性球菌．
- カタラーゼテスト：陰性．
- 糖を発酵して乳酸を産生．
- 溶血性（ヒツジ血液寒天培地）による分類（α，β，γ）：
  - α溶血：集落の周囲に狭い緑色の溶血環を形成．
  - β溶血：集落の周囲に明瞭で透明な溶血環を形成．
  - γ溶血：非溶血（無変化）．
- Lancefield 分類：細胞壁 C 多糖体の抗原性（群抗原）による分類．

Streptococcus pyogenes（ストレプトコッカス・ピオジェネス，化膿レンサ球菌）

（1）性状
　①溶血性：β溶血（ストレプトリジン O と S）．
　・感染症の診断に抗ストレプトリジン O 抗体（ASO）を測定．
　②Lancefield 分類：A 群．
　③バシトラシン感受性テスト：陽性．
　④馬尿酸塩加水分解テスト：陰性．
　⑤CAMP テスト：陰性．

（2）病原性
　①化膿性炎症疾患（咽頭炎，扁桃炎，膿痂疹など）．
　・M 蛋白：皮膚角質細胞への接着．
　・リポタイコ酸：咽頭粘膜上皮細胞への定着．

コアグラーゼ（coagulase）

コアグラーゼは血漿を凝固（coagulation）させる「血漿凝固酵素」である．黄色ブドウ球菌が産生するコアグラーゼはプロトロンビンに結合してトロンビン活性を発現させ，可溶性のフィブリノゲンを不溶性のフィブリンに変換させる．その結果，不溶性のフィブリンが析出して血漿が凝固する．菌から産生されたコアグラーゼは未活性型の前駆体であり，活性化にはactivator（アクチベータ）が必要である．そのため，コアグラーゼテストには activator をもつヒトまたはウサギの血漿が用いられる．

②猩紅熱（発赤毒素）.

③壊死性筋膜炎・敗血症（劇症型溶血性レンサ球菌感染症）.

④化膿性疾患の続発症（急性糸球体腎炎，リウマチ熱）.

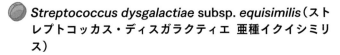 *Streptococcus agalactiae*（ストレプトコッカス・アガラクティエ）

(1) 性状

①溶血性：β溶血.

②Lancefield 分類：B 群.

③バシトラシン感受性テスト：陰性.

④馬尿酸塩加水分解テスト：陽性.

⑤CAMP テスト：陽性.

(2) 病原性

①ウシの乳房炎.

②成人：皮膚・軟部組織感染，尿路感染症，肺炎，敗血症など.

③新生児：髄膜炎・敗血症（産道感染）.

Streptococcus dysgalactiae subsp. *equisimilis*（ストレプトコッカス・ディスガラクティエ 亜種イクイシミリス）

(1) 性状

①溶血性：β溶血.

②Lancefield 分類：C 群および G 群.

③バシトラシン感受性テスト：陰性.

④馬尿酸塩加水分解テスト：陰性.

⑤CAMP テスト：陰性.

(2) 病原性

S. pyogenes に類似した咽頭炎・扁桃炎など.

Streptococcus pneumoniae（ストレプトコッカス・ニューモニエ，肺炎球菌または肺炎レンサ球菌）

(1) 性状

①溶血性：α溶血（メトヘモグロビンによる緑色の溶血環）.

②形態的特徴：双球菌で菌体の周囲に厚い莢膜を形成.

・莢膜は多糖体性で抗原性により約90種類の血清型に分類される.

そのうちの 23 種類が 23 価多糖体ワクチン（PPV23），13 種類が 13 価結合型ワクチン（CV13）の抗原として利用される.

③Lancefield 分類：分類不能（細胞壁 C 多糖体をもたない）.

④オプトヒン感受性テスト：陽性.

⑤胆汁溶解テスト：陽性〔胆汁酸（デオキシコール酸など）による自己融解の促進〕.

⑥尿，髄液からの抗原検出が可能（イムノクロマト法による）.

(2) 病原性

①肺炎（市中肺炎，誤嚥性肺炎など）.

②侵襲性肺炎球菌感染症（敗血症，髄膜炎）.

(3) 耐性菌

①ペニシリン耐性肺炎球菌（PRSP）.

- 耐性機序：ペニシリン結合蛋白（PBP）をコードする遺伝子の変異（他菌の遺伝子との組換えによるモザイク化）.
- 判定基準薬剤：ペニシリン G.

🔵 口腔レンサ球菌（oral streptococci）

口腔レンサ球菌は，ヒト，動物の口腔や上気道に常在するレンサ球菌の総称.

1. *Streptococcus anginosus*（ストレプトコッカス・アンギノーサス）

(1) 性状

①溶血性：β 溶血.

②Lancefield 分類：A，C，F，G，分類不能など多様.

(2) 病原性

①口腔，扁桃などの膿瘍.

②感染性心内膜炎，肺炎.

2. *Streptococcus mitis*（ストレプトコッカス・ミティス）

(1) 性状

①溶血性：α 溶血.

②Lancefield 分類：K，O，分類不能.

(2) 病原性

感染性心内膜炎，肺炎.

3．*Streptococcus mutans*（ストレプトコッカス・ミュータンス）

(1) 性状

①溶血性：γ溶血.

②Lancefield 分類：分類不能.

(2) 病原性

①う蝕（虫歯）.

・不溶性グルカン〔mutan（ムタン）〕の生成が要因.

②感染性心内膜炎，肺炎.

4．*Streptococcus salivarius*（ストレプトコッカス・サリバリウス）

(1) 性状

①溶血性：α溶血.

②Lancefield 分類：K，O，分類不能.

(2) 病原性

唾液レンサ球菌とよばれ病原性はほとんどない.

③ Genus *Enterococcus*（エンテロコッカス属，腸球菌）

- 通性嫌気性のグラム陽性球菌.
- カタラーゼテスト：陰性.
- 糖を発酵して乳酸を産生.
- Lancefield 分類：D 群.
- 抵抗性：40％胆汁，6.5％食塩，アジ化ナトリウム，60℃・30 分間の加熱.
- 選択分離培地：胆汁エスクリン培地（40％胆汁），EF 寒天培地.

Enterococcus faecalis（エンテロコッカス・フェカーリス），*E. faecium*（エンテロコッカス・フェシウム），その他

(1) 性状

①溶血性：*E. faecalis* はα，β，γ．*E. faecium* はα，γ溶血.

②エスクリン分解：陽性.

（2）病原性

①尿路感染症，腹腔内感染，菌血症，感染性心内膜炎.

- E. faecalis が 80％以上，残りのほとんどが E. faecium.

（3）耐性菌（通常はペニシリン系に感性でセフェム系に耐性）

①バンコマイシン耐性腸球菌（VRE）.

- 耐性機序：van 遺伝子の獲得.
- 判定基準薬剤：バンコマイシン，テイコプラニン.
- 有効な抗菌薬：リネゾリド.

 # 4 Genus *Aerococcus*（エロコッカス属）

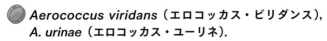 *Aerococcus viridans*（エロコッカス・ビリダンス），*A. urinae*（エロコッカス・ユーリネ）.

（1）性状

①Gram 染色所見：*Staphylococcus* 属に類似.

②カタラーゼテスト：陰性.

③溶血性：α 溶血.

（2）病原性

①菌血症，感染性心内膜炎.

②尿路感染症.

 ### 馬尿酸の加水分解反応と CAMP 現象

①馬尿酸（hippuric acid）は *Streptococcus agalactiae*，*Campylobacter jejuni*，*Legionella pneumophila*，*Listeria monocytogenes* が産生する馬尿酸加水分解酵素（hippuricase）によって安息香酸とグリシンに分解される.　馬尿酸塩加水分解テスト（馬尿酸加水分解テスト）では，この加水分解産物のグリシンをニンヒドリン反応で検出し，陽性の場合は青紫色を呈する.

②CAMP 現象は *Streptococcus agalactiae* と *Listeria monocytogenes* が産生する CAMP 因子によって *Staphylococcus aureus* の β 溶血毒素の溶血性が増強される現象である.　この現象を利用した簡易同定法が CAMP テストであり，CAMP は 3 人の研究者の名前（Christie，Atkins，Munch-Peterson）に由来する.

＊*Streptococcus agalactiae* と *Listeria monocytogenes* は馬尿酸塩加水分解テストと CAMP テストが陽性である.

・病院内の環境から分離される.

Genus *Micrococcus*（ミクロコッカス属）

● 好気性のグラム陽性球菌.

Micrococcus luteus（ミクロコッカス・ルテウス）

(1) 性状
①ブドウ糖を酸化的に分解（非発酵）.
②オキシダーゼテスト：陽性.

(2) 病原性
①日和見感染を起こすことがある.
・環境やヒトの皮膚から検査材料に混入（*Staphylococcus* 属との区別が必要）.

 カタラーゼテスト

カタラーゼは過酸化水素を水と酸素に分解する酵素である（$2H_2O_2 \rightarrow 2H_2O + O_2$）. 過酸化水素は代謝の際に細胞内で発生する活性酸素の一種で，細胞膜やDNAなどを酸化損傷する作用がある. 活性酸素を抑制する酵素として，偏性嫌気性菌以外の細菌がもつスーパーオキシドジムスターゼ（SOD）があるが，SODのみでは不十分な細菌はカタラーゼの助けを得て活性酸素を処理する. また，偏性嫌気性菌の一部（*Bacteroides* 属や *Cutibacterium* 属）はカタラーゼをもち，酸素との接触で発生する活性酸素を一時的に処理する. カタラーゼをもつ細菌では，培地に発育した新鮮な集落の一部を3%過酸化水素水と混ぜると気泡が発生する（カタラーゼテスト陽性）.

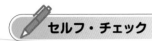

セルフ・チェック

A 次の文章で正しいものに○，誤っているものに×をつけよ．

○　×

1. *Staphylococcus* 属はカタラーゼテスト陰性である．　□　□
2. *Streptococcus* 属はカタラーゼテスト陽性である．　□　□
3. *Enterococcus* 属はカタラーゼテスト陰性である．　□　□
4. *Staphylococcus aureus* はマンニトール非分解である．　□　□
5. *Staphylococcus epidermidis* はウサギ血漿を凝固させる．□　□
6. *Staphylococcus aureus* は DNA を分解する．　□　□
7. *Staphylococcus epidermidis* は表皮剝離毒素を産生する．□　□
8. *Staphylococcus epidermidis* と *Staphylococcus sapro-phyticus* は尿路感染症を起こす．　□　□
9. PCR による *mecA* 遺伝子と *spa* 遺伝子の検出は MRSA の鑑別に有用である．　□　□
10. α 溶血では集落の周囲に明瞭で透明な溶血環を形成する．□　□
11. Lancefield 分類は溶血性による分類である．　□　□
12. *Streptococcus pyogenes* は Lancefield の B 群である．　□　□
13. *Streptococcus agalactiae* はバシトラシン感受性である．□　□
14. *Streptococcus pyogenes* は CAMP テスト陽性である．　□　□
15. *Streptococcus pyogenes* は急性咽頭炎を起こす．　□　□
16. *Streptococcus pneumoniae* は α 溶血を起こす．　□　□
17. *Streptococcus pneumoniae* はオプトヒン感受性である．□　□
18. *Streptococcus mitis* は胆汁溶解テスト陽性である．　□　□
19. *Enterococcus faecalis* は Lancefield の D 群抗原をもつ．□　□

A 1-×（陽性），2-×（陰性），3-○，4-×（マンニトール分解陽性），5-×（コアグラーゼテスト陽性は *S. aureus*），6-○，7-×（*S. aureus*），8-○，9-○（MRSA のもつ *mecA* 遺伝子と *S. aureus* のもつ *spa* 遺伝子の検出で MRSA を同定する），10-×（β 溶血．α 溶血では狭い緑色の溶血環），11-×（細胞壁 C 多糖体の抗原性による分類），12-×（A 群），13-×（*S. pyogenes* は感受性），14-×（*S. agalactiae* は陽性），15-○，16-○，17-○，18-×（*S. pneumoniae* は陽性），19-○

B

1. グラム陽性球菌でカタラーゼテスト陽性なのはどれか.
   - □ ① *Streptococcus pyogenes*
   - □ ② *Enterococcus faecalis*
   - □ ③ *Moraxella catarrhalis*
   - □ ④ *Neisseria gonorrhoeae*
   - □ ⑤ *Staphylococcus epidermidis*

2. *Staphylococcus aureus* について正しいのはどれか. **2つ選べ.**
   - □ ① DNase 陰性である.
   - □ ② マンニトール非分解である.
   - □ ③ カタラーゼテスト陽性である.
   - □ ④ 6.5％食塩加培地に発育しない.
   - □ ⑤ コアグラーゼテスト陽性である.

3. 血液寒天培地に発育した集落を Gram 染色すると, 濃紫色に染まった球菌が観察された. この菌を3％過酸化水素水に浮遊させると激しく泡が発生し, ウサギ血漿に加えると凝固した.
   考えられる菌はどれか.
   - □ ① *Enterococcus faecalis*
   - □ ② *Moraxella catarrhalis*
   - □ ③ *Neisseria gonorrhoeae*
   - □ ④ *Staphylococcus aureus*
   - □ ⑤ *Streptococcus agalactiae*

B 1-⑤ (⑤*Staphylococcus* 属はカタラーゼ陽性. ①, ②*Streptococcus* 属, *Enterococcus* 属はカタラーゼ陰性. ③, ④グラム陰性球菌), 2-③と⑤ (④食塩濃度 0〜10％で発育する), 3-④ (設問の菌はグラム陽性球菌・カタラーゼ陽性・コアグラーゼ陽性. ①, ⑤カタラーゼ陰性. ②, ③グラム陰性球菌)

次の文章を読み 4，5 の問いに答えよ．
膿の Gram 染色標本を示す．

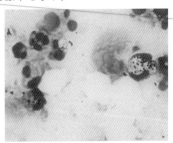

4．原因菌と考えられるのはどれか．
- ☐ ① *Bacillus cereus*
- ☐ ② *Candida parapsilosis*
- ☐ ③ *Corynebacterium diphtheriae*
- ☐ ④ *Nocardia asteroides*
- ☐ ⑤ *Staphylococcus aureus*

5．この原因菌の分離培地はどれか．
- ☐ ① 小川培地
- ☐ ② 荒川培地
- ☐ ③ CCFA 培地
- ☐ ④ Sabouraud（サブロー）培地
- ☐ ⑤ マンニット食塩培地

4-⑤（グラム陽性球菌を選択する．①，③グラム陽性桿菌．②酵母様真菌．④グラム陽性で弱抗酸性の桿菌），5-⑤（①*Mycobacterium* 属．②*Corynebacterium* 属．③*Clostridioides difficile*．④真菌）

6. ヒツジ血液寒天培地でβ溶血を示しバシトラシン感性なのはどれか.

- ☐ ① *Streptococcus salivarius*
- ☐ ② *Streptococcus agalactiae*
- ☐ ③ *Streptococcus pneumoniae*
- ☐ ④ *Streptococcus mitis*
- ☐ ⑤ *Streptococcus pyogenes*

7. 膿性痰の Gram 染色標本を示す. 推定される菌の鑑別性状で正しいのはどれか.

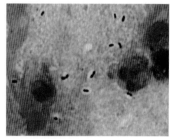

- ☐ ① CAMP テスト陽性
- ☐ ② 胆汁溶解テスト陽性
- ☐ ③ Lancefield 分類 C 群
- ☐ ④ 馬尿酸塩加水分解テスト陽性
- ☐ ⑤ バシトラシン感受性テスト感性

6-⑤(①,③,④α溶血.②β溶血だがバシトラシン耐性),7-②(染色標本中のグラム陽性双球菌は *Streptococcus pneumoniae* と推測される.①,④*S. agalactiae*.③*S. dysgalactiae* や *S. anginosus*.⑤*S. pyogenes*)

8. *Streptococcus* 属について正しいのはどれか. 2つ選べ.
   - ☐ ① *S. mitis* は胆汁溶解テスト陽性である.
   - ☐ ② *S. pyogenes* は Lancefield の G 群抗原を有する.
   - ☐ ③ *S. agalactiae* は馬尿酸塩加水分解テスト陽性である.
   - ☐ ④ *S. pneumoniae* はオプトヒン感受性テスト陽性である.
   - ☐ ⑤ *S. dysgalactiae* subsp. *equisimilis* は CAMP テスト陽性である.

9. *Streptococcus pyogenes* が産生する毒素はどれか.
   - ☐ ① 腸管毒素
   - ☐ ② 神経毒素
   - ☐ ③ 発赤毒素
   - ☐ ④ 表皮剝離毒素
   - ☐ ⑤ 毒素性ショック症候群毒素

10. 5％ヒツジ血液寒天培地に発育した集落を Gram 染色すると，濃紫色に染まった球菌が観察された．この菌を 3％過酸化水素水に浮遊させたが，泡の発生は見られなかった．6.5％食塩加ブイヨンに接種して 37℃で 1 夜培養すると，ブイヨンが混濁した．
   考えられる菌はどれか.
   - ☐ ① *Moraxella catarrhalis*
   - ☐ ② *Enterococcus faecalis*
   - ☐ ③ *Neisseria gonorrhoeae*
   - ☐ ④ *Staphylococcus epidermidis*
   - ☐ ⑤ *Streptococcus pyogenes*

8—③と④（①*S. pneumoniae*．②A 群．⑤*S. agalactiae* は陽性），9—③（③猩紅熱を引き起こす．①*Staphylococcus aureus* など．②*Clostridium tetani* など．④，⑤*S. aureus*），10—②（グラム陽性球菌・カタラーゼ陰性・6.5％食塩加培地で発育する菌を選択する．①，③グラム陰性球菌．④カタラーゼ陽性．⑤6.5％食塩加培地には発育しない）

11. *Enterococcus faecalis* について正しいのはどれか.
- □ ① ヒト腸管に常在する.
- □ ② グラム陰性球菌である.
- □ ③ 6.5%食塩加ブイヨンでは発育しない.
- □ ④ Lancefield 分類では B 群に属する.
- □ ⑤ ペニシリン耐性である.

12. イムノクロマト法による尿中抗原検査が行われるのはどれか.
- □ ① *Haemophilus influenzae*
- □ ② *Neisseria meningitidis*
- □ ③ *Staphylococcus epidermidis*
- □ ④ *Streptococcus agalactiae*
- □ ⑤ *Streptococcus pneumoniae*

13. 正しい組合せはどれか. 2つ選べ.
- □ ① MDRP——多剤耐性緑膿菌
- □ ② MRSA——メチシリン耐性表皮ブドウ球菌
- □ ③ PPNG——ペニシリナーゼ産生淋菌
- □ ④ VRE———バンコマイシン耐性腸内細菌
- □ ⑤ PRSP——ペニシリナーゼ産生肺炎球菌

11-① (②グラム陽性球菌. ③発育する. ④D群. ⑤感性), 12-⑤, 13-①と③ (②メチシリン耐性黄色ブドウ球菌. ④バンコマイシン耐性腸球菌. ⑤ペニシリン耐性肺炎球菌 (PRSP は PBP をコードする遺伝子の変異による耐性))

B 好気性グラム陰性球菌

☐ Genus *Neisseria* ☐ Genus *Moraxella*

 ## Genus *Neisseria*（ナイセリア属）

- 好気性のグラム陰性球菌（双球菌または単球菌）.
- オキシダーゼテスト：陽性.
- カタラーゼテスト：陽性.
- 非選択分離培地：チョコレート寒天培地，GC寒天培地（ヘモグロビンを含む）.
- 選択分離培地（病原性ナイセリア）：サイアー・マーチン（Thayer-Martin）培地（ヘモグロビンを含む）.

Neisseria gonorrhoeae（ナイセリア・ゴノロエ，淋菌）

（1）性状

①炭酸ガス要求性（3〜10%CO_2）.

②ブドウ糖（グルコース）分解.

③22℃の発育陰性：30℃以下の低温では発育しない.

・低温に弱く検体の冷蔵保存は厳禁.

④普通寒天培地での発育陰性.

・発育にヘモグロビンなどの血液成分を必要とする.

（2）病原性（宿主はヒトのみ＝ヒトのみに感染）

①淋菌感染症（STD）：尿道炎，子宮頸管炎など.

・五類感染症の定点報告疾患.

②播種性感染症：関節炎，心内膜炎，敗血症など.

③垂直感染：産道感染による新生児の結膜炎.

（3）耐性菌

①ペニシリナーゼ産生淋菌（PPNG）.

・耐性機序：β-ラクタマーゼ（ペニシリナーゼ）の産生.

・判定基準薬剤：ペニシリンG.

②染色体性ペニシリン耐性淋菌（CMPRNG）.
・耐性機序：ペニシリン結合蛋白（PBP）の変異.
・判定基準薬剤：ペニシリンG.

Neisseria meningitidis（ナイセリア・メニンジティディス，髄膜炎菌）

（1）性状
①炭酸ガス要求性（5〜10％CO$_2$）.
②ブドウ糖（グルコース）分解，麦芽糖（マルトース）分解.
③22℃の発育陰性：30℃以下の低温では発育できない.
・低温に弱く検体の冷蔵保存は厳禁.
④普通寒天培地での発育陰性.
・発育にヘモグロビンなどの血液成分を必要とする.

（2）病原性
①髄膜炎（飛沫感染）.
②侵襲性髄膜炎菌感染症.
・五類感染症の全数報告疾患.

Neisseria lactamica（ナイセリア・ラクタミカ）

（1）性状
①ブドウ糖（グルコース）分解，麦芽糖（マルトース）分解，乳糖（ラクトース）分解.
・a lactose-fermenting species resembling *Neisseria meningitidis*（髄膜炎菌類似の乳糖発酵菌）＝*Neisseria lactamica*
②普通寒天培地での発育陽性.

（2）病原性
病原性菌種と非病原性菌種の中間的な菌（サイアー・マーチン培地に発育）で，髄膜炎，敗血症などを起こすことがある.

表 9-B-1　*Neisseria* 属と *Moraxella* 属の鑑別性状

	Neisseria gonorrhoeae	Neisseria meningitidis	Neisseria lactamica	Moraxella catarrhalis
グルコース	+	+	+	−
マルトース	−	+	+	−
ラクトース	−	−	+	−
DNase	−	−	−	+
オキシダーゼ	+	+	+	+
カタラーゼ	+	+	+	+

2 Genus *Moraxella*（モラクセラ属）

- 好気性のグラム陰性球菌.
- 糖類を分解しない.
- オキシダーゼテスト：陽性.
- カタラーゼテスト：陽性.

 Moraxella catarrhalis（モラクセラ・カタラーリス，カタ
ル球菌）

（1）性状
　①糖分解：陰性.
　②DNase テスト：陽性.
　③β-ラクタマーゼ（ペニシリナーゼ）を産生.
（2）病原性
　　呼吸器感染症：肺炎，気管支炎.

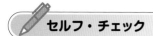

セルフ・チェック

A 次の文章で正しいものに○，誤っているものに×をつけよ．

	○	×
1. *Neisseria* 属はカタラーゼテスト陰性である．	□	□
2. *Moraxella* 属はオキシダーゼテスト陰性である．	□	□
3. *Moraxella* 属はブドウ糖を発酵的に分解する．	□	□
4. *Neisseria gonorrhoeae* は 22℃で発育する．	□	□
5. *Neisseria meningitidis* は普通寒天培地に発育する．	□	□
6. GC 寒天培地は病原性ナイセリアの選択分離培地である．	□	□
7. Thayer-Martin 培地は *Neisseria* 属の非選択分離培地である．	□	□
8. *Neisseria gonorrhoeae* はマルトースを分解する．	□	□
9. *Neisseria meningitidis* はラクトースを分解する．	□	□
10. *Moraxella catarrhalis* は DNA を分解する．	□	□

B

1. 発育に二酸化炭素が必須な細菌はどれか．

- □ ① *Bordetella pertussis*
- □ ② *Haemophilus influenzae*
- □ ③ *Legionella pneumophila*
- □ ④ *Neisseria gonorrhoeae*
- □ ⑤ *Pseudomonas aeruginosa*

A 1-×（陽性），2-×（陽性），3-×（糖類を分解しない），4-×（30℃以下の低温では発育できない），5-×（発育にヘモグロビンなどの血液成分を必要とするので発育できない），6-×（*Neisseria* 属の非選択分離培地でヘモグロビンを含む），7-×（病原性ナイセリアの選択分離培地でバンコマイシン，コリスチン，ナイスタチンを含む），8-×（グルコースを分解するがマルトースとラクトースは分解できない），9-×（グルコース，マルトースを分解するがラクトースは分解できない），10-○（DNase を産生して DNA を分解する）

B 1-④（④3〜10%CO$_2$．①，③，⑤通常の大気中における好気培養．②二酸化炭素で発育が促進されるが必須ではない）

2. 炭酸ガス培養が用いられるのはどれか.
- ☐ ① *Bacillus cereus*
- ☐ ② *Bacteroides fragilis*
- ☐ ③ *Mycobacterium kansasii*
- ☐ ④ *Neisseria meningitidis*
- ☐ ⑤ *Proteus mirabilis*

3. *Neisseria meningitidis* で正しいのはどれか.
- ☐ ① カタラーゼテスト陰性
- ☐ ② オキシダーゼテスト陰性
- ☐ ③ マルトース分解陽性
- ☐ ④ ラクトース分解陽性
- ☐ ⑤ グルコース分解陰性

4. 人獣共通感染症でないのはどれか.
- ☐ ① アメーバ赤痢
- ☐ ② クリプトコックス症
- ☐ ③ パスツレラ症
- ☐ ④ ラッサ熱
- ☐ ⑤ 淋菌感染症

5. 正しい組合せはどれか.
- ☐ ① Skirrow 培地————————*Yersinia enterocolitica*
- ☐ ② Löffler 培地————————*Cryptococcus neoformans*
- ☐ ③ マンニット食塩培地————*Pseudomonas aeruginosa*
- ☐ ④ Bordet-Gengou 培地——*Corynebacterium diphtheriae*
- ☐ ⑤ Thayer–Martin 培地———*Neisseria meningitidis*

2-④（④5～10％CO$_2$. ①, ③, ⑤通常の大気中における好気培養. ②嫌気培養）, 3-③, 4-⑤（⑤淋菌はヒトのみに感染し性感染症を起こす. ①サル, ブタ, イヌなど. ②ハトなどの鳥類. ③ネコやイヌ. ④マストミス（ネズミの一種））, 5-⑤（①*Campylobacter* 属と *Helicobacter* 属. ②*Corynebacterium* 属. ③*Staphylococcus* 属. ④*Bordetella pertussis*）

C　通性嫌気性グラム陰性桿菌
1）腸内細菌科

1．腸内細菌科細菌の共通性状（腸内細菌の定義）

①通性嫌気性のグラム陰性桿菌．
②普通寒天培地によく発育．
③ブドウ糖を発酵して酸を産生．
④硝酸塩を亜硝酸塩に還元（硝酸塩還元テスト陽性）．
⑤オキシダーゼテスト：陰性（*Plesiomonas* 属は例外）．
⑥多くは周毛性の鞭毛をもち運動性〔*Klebsiella* 属，*Shigella* 属，*Yersinia pestis*（エルシニア・ペスティス）は無鞭毛〕．

2．腸内細菌科細菌の分離培地

①非選択分離培地：BTB 乳糖加寒天培地（ドリガルスキー改良培地）．
②選択分離培地：SS 寒天培地，DHL 寒天培地，マッコンキー（Mac-Conkey）寒天培地，CIN 寒天培地（*Yersinia* 属），SIB 寒天培地およびソルビトール・マッコンキー寒天培地（腸管出血性大腸菌O157）．

3．乳糖分解菌

Escherichia 属，*Citrobacter* 属，*Klebsiella* 属，*Enterobacter* 属．

4．乳糖非分解菌

Shigella 属，*Salmonella* 属，*Serratia* 属，*Yersinia* 属，*Proteus* 属，*Morganella* 属，*Providencia* 属，*Plesiomonas* 属．

5．I M Vi C Li Gas Mot S （インピックリガス モッツ）反応

菌種の鑑別に有用な 8 種類の性状を組み合わせたもの（語呂合わせ）で，通常は 36℃での培養により確認．

- (I) ＝インドールテスト（SIM 培地，LIM 培地）．
- (M) ＝メチルレッドテスト（MR–VP ブロス）．
- (Vi) ＝VP テスト（VP 半流動培地，MR–VP ブロス）．
- (C) ＝クエン酸塩利用能テスト（シモンズのクエン酸塩培地）．
- (Li) ＝リジン脱炭酸テスト（メラー培地，LIM 培地）．
- (Gas) ＝ガス産生（TSI 寒天培地，クリグラー鉄寒天培地）．
- (Mot) ＝運動性（SIM 培地，LIM 培地）．
- (S) ＝硫化水素産生（TSI 寒天培地，クリグラー鉄寒天培地）．

> **性状の表記**
> －：0～10％が陽性，［－］：11～25％が陽性，d：26～75％が陽性，［＋］：76～89％が陽性，＋：90～100％が陽性．

6．ESBL

基質拡張型 β-ラクタマーゼ（カルバペネム系，セファマイシン系以外の β-ラクタム系抗菌薬を分解）．

7．CRE（カルバペネム耐性腸内細菌科細菌）

①定義：カルバペネム系抗菌薬および広域 β-ラクタム系抗菌薬に耐性を示す腸内細菌科細菌．

- ・耐性機序：カルバペネマーゼの産生，薬剤の外膜透過性低下，薬剤排出ポンプの亢進など．

8．CRE 感染症

五類感染症の全数報告疾患．

Genus *Escherichia*（エシェリキア属）

Escherichia coli（エシェリキア・コリ，大腸菌）

(1) 性状

①乳糖分解：陽性.

② I M Vi C Li Gas Mot S反応： ＋＋－－＋＋ ＋－

③血清型：O抗原（菌体抗原），H抗原（鞭毛抗原）により分類.

(2) 病原性

①腸管感染症（下痢原性大腸菌）：

a．EHEC〔腸管出血性大腸菌：VTEC（ベロ毒素産生大腸菌），STEC（志賀毒素産生大腸菌）ともよばれる〕：出血性大腸炎，溶血性尿毒症症候群（HUS）.

　・病原因子：ベロ毒素（Vero toxin；VT）＝志賀毒素（Shiga toxin）.

　・重要な血清型：O157:H7，O26:H11，O111:H18など.

　・感染症法：三類感染症.

b．ETEC（腸管毒素原性大腸菌）：コレラ様の下痢と嘔吐，重症例では脱水症状.

　・病原因子：耐熱性エンテロトキシン（ST）と易熱性エンテロトキシン（LT）.

c．EIEC（腸管組織侵入性大腸菌）：赤痢様の下痢.

　・病原因子：小腸粘膜上皮細胞への侵入性.

d．EPEC（腸管病原性大腸菌）：主として乳幼児の下痢.

　・病原因子：小腸粘膜上皮細胞への付着性と細胞骨格傷害性.

e．EAEC（腸管凝集付着性大腸菌）：小児の持続性下痢.

　・病原因子：小腸粘膜上皮細胞への付着性・凝集性とエンテロトキシンの産生.

②腸管外感染症：

・UPEC（尿路病原性大腸菌）：膀胱炎，腎盂腎炎，腎炎.

・NMEC（新生児髄膜炎大腸菌）：髄膜炎，膀胱炎，腎盂腎炎，腎炎.

・腸管内常在菌と汚染菌：内因性感染（腹膜炎，胆嚢・胆管炎，虫垂炎など），医療器具に関連した医療関連感染など.

(3) 耐性菌

ESBL産生菌が増加.

Genus _Shigella_（シゲラ属）

- 乳糖分解：陰性.
- 鞭毛：もたない.
- O 抗原により A～D 群に分類.
- 細菌性赤痢（三類感染症）の病原体.

Shigella dysenteriae（シゲラ・ディセンテリィ，A 群赤痢菌）

| I M Vi C Li Gas | Mot S 反応：d + − − − − | − − |

Shigella flexneri（シゲラ・フレクスネリ，B 群赤痢菌）

| I M Vi C Li Gas | Mot S 反応：d + − − − − | − − |

Shigella boydii（シゲラ・ボイディ，C 群赤痢菌）

| I M Vi C Li Gas | Mot S 反応：− + − − − − | − − |

Shigella sonnei（シゲラ・ソンネィ，D 群赤痢菌）

| I M Vi C Li Gas | Mot S 反応：− + − − − − | − − |

オルニチン脱炭酸テスト：陽性（A，B，C 群との違い）.

 Genus _Salmonella_（サルモネラ属）

- 乳糖分解：陰性.
- O 抗原，H 抗原，Vi 抗原により各種血清型に分類.

一般サルモネラ： _Salmonella enterica_ subsp. _enterica_ serovar Enteritidis〔サルモネラ・エンテリカ亜種エンテリカ血清型エンテリティディス（_S._ Enteritidis（サルモネラ・エンテリティディス））〕，_S.enterica_ subsp. _enterica_ serovar Typhimurium〔サルモネラ・エンテリカ亜種エンテリカ血清型ティフィミュリウム（_S._ Typhimurium（サルモネラ・ティフィミュリウム））〕など

(1) 性状

| I | M | Vi | C | Li | Gas | Mot | S | 反応： | − | + | − | + | + | + | + | + |

(2) 病原性

急性胃腸炎，食中毒．

Salmonella enterica subsp. *enterica* serovar Typhi 〔サルモネラ・エンテリカ亜種エンテリカ血清型ティフィ（*S. Typhi*（サルモネラ・ティフィ，チフス菌））〕

(1) 性状

| I | M | Vi | C | Li | Gas | Mot | S | 反応： | − | + | − | + | + | − | + | + |

一般サルモネラとの違いはクエン酸塩利用能テストとガス産生．

(2) 病原性

腸チフス（三類感染症）．

Salmonella enterica subsp. *enterica* serovar Paratyphi A 〔サルモネラ・エンテリカ亜種エンテリカ血清型パラティフィ A（*S. Paratyphi A*（サルモネラ・パラティフィ A，パラチフス A 菌））〕

(1) 性状

| I | M | Vi | C | Li | Gas | Mot | S | 反応： | − | + | − | − | − | + | + | − |

一般サルモネラとの違いはクエン酸塩利用能テスト，リジン脱炭酸テスト，硫化水素産生．

(2) 病原性

パラチフス（三類感染症）．

Salmonella enterica subsp. *arizonae*（サルモネラ・エンテリカ亜種アリゾネ）

(1) 性状

① | I | M | Vi | C | Li | Gas | Mot | S | 反応： | − | + | − | + | + | + | + | + |

②ONPG テスト：陽性．

・β-ガラクトシダーゼをもち ONPG テスト陽性．

(2) 病原性

急性胃腸炎，食中毒．

Genus *Citrobacter*（シトロバクター属）

- 乳糖分解：陽性［＋］.

 ***Citrobacter freundii*（シトロバクター・フロインディ）**

(1) 性状

| I M Vi C Li Gas | Mot S反応：| d + −［+］−［+］ |［+］［+］ |

(2) 病原性

日和見感染症（尿路感染症，呼吸器感染症，胆道系感染症など）.

 ***Citrobacter koseri*（シトロバクター・コセリ）**

(1) 性状

| I M Vi C Li Gas | Mot S反応：| + + − + − + | + − |

(2) 病原性

日和見感染症，新生児髄膜炎.

 Genus *Klebsiella*（クレブシエラ属）

- 乳糖分解：陽性.
- 鞭毛：もたない.

 ***Klebsiella pneumoniae*（クレブシエラ・ニューモニエ, 肺炎桿菌）**

(1) 性状

① I M Vi C Li Gas | Mot S反応：| − − + + + + | − − |

②菌体の周囲に莢膜を形成.

③ムコイド集落（mucoid colony）を形成.

(2) 病原性

尿路感染症，呼吸器感染症，胆道系感染症など.

(3) 耐性菌

①ESBL 産生菌が増加.

②カルバペネマーゼを産生する CRE の代表的な菌種.

③血清型：O 抗原（菌体抗原）により O1〜O57 に分類.

（2）病原性

　急性胃腸炎・食中毒（血清型 O3 によるものが多い），敗血症，腸間膜リンパ節炎など.

Yersinia pseudotuberculosis（エルシニア・シュードツベルクローシス，仮性結核菌）

（1）性状

　①36℃での培養：

　　| I M Vi C Li Gas | Mot S |反応：| d + − − − − | − − |

　②25℃での培養：

　　| I M Vi C Li Gas | Mot S |反応：| d + − − − − | + − |

　　25℃での培養で運動性が陽性.

（2）病原性

　敗血症，腸間膜リンパ節炎，虫垂炎，急性胃腸炎など.

9 Genus *Proteus*（プロテウス属）

- ●乳糖分解：陰性.
- ●IPA 反応（indole-pyruvic acid reaction）：陽性.
- ●硫化水素産生：陽性.
- ●寒天培地の表面で遊走（swarming）する.
  - ・胆汁や胆汁酸塩で阻止される.

Proteus mirabilis（プロテウス・ミラビリス）

（1）性状

　| I M Vi C Li Gas | Mot S |反応：| − − d d − + | + + |

（2）病原性

　尿路感染症（とくに尿道カテーテル関連），上行性の腎盂腎炎.

Proteus vulgaris（プロテウス・ブルガリス）

（1）性状

　| I M Vi C Li Gas | Mot S |反応：| + + − [−] − [+] | + + |

（2）病原性

　尿路感染症，呼吸器感染症，創傷感染など．

Genus *Morganella*（モルガネラ属）

- 乳糖分解：陰性．
- IPA 反応：陽性．

Morganella morganii（モルガネラ・モルガニィ）

（1）性状

| I M Vi C Li Gas | Mot S反応： | + + − − + + | + [−] |

（2）病原性

　尿路感染症，呼吸器感染症，創傷感染など．

Genus *Providencia*（プロビデンシア属）

- 乳糖分解：陰性．
- IPA 反応：陽性．

Providencia alcalifaciens（プロビデンシア・アルカリフェイシエンス）

（1）性状

| I M Vi C Li Gas | Mot S反応： | + + − − + + [+] | + − |

（2）病原性

　胃腸炎（下痢症）．

Providencia rettgeri（プロビデンシア・レットゲリ）

（1）性状

| I M Vi C Li Gas | Mot S反応： | + + − + − − | + − |

（2）病原性

　尿路感染症．

Genus *Plesiomonas*（プレジオモナス属）

- 乳糖分解：陰性.
- オキシダーゼ：陽性（他の腸内細菌科細菌との違い）.

Plesiomonas shigelloides（プレジオモナス・シゲロイデス）

（1）性状

① I M Vi C Li Gas　Mot S 反応：＋－－－＋－　＋－

② 叢毛性（菌体の一端に複数本）の鞭毛をもつ.

③ O 抗原に赤痢菌（*Shigella dysenteriae* や *S. sonnei*）との共通抗原をもつ.

（2）病原性

急性胃腸炎・食中毒.

 赤痢とコレラ

わが国では赤痢という感染症が古代から存在していた. わが国の医師が赤痢について学んだのは奈良時代と考えられ, その医書（医学書）は隋・唐医家の書であったことがわかっている. また, 奈良時代には竜胆〔りゅうたん（リンドウ）〕が熱病（発熱を伴う下痢）の治療に用いられ, これにエヤミグサ（疫草）という古訓（古い時代につけられた漢字・漢文の訓）があるのをみても, 赤痢が早くよりわが国にあったことが想像される. 「赤痢の流行」が正式に記録されたのは平安時代〔貞観三年（861 年）〕の記事が最初である（『日本三代実録』）. 一方, わが国における「コレラ」の最初の流行は江戸時代〔文政五年（1822 年）〕と新しい. コレラは江戸時代の新興感染症といえよう.

表9-C-1　腸内細菌科の主要菌種，*Vibrio*属とその類縁菌の鑑別性状

①I：インドールテストはSIM培地，LIM培地で確認←コバック試薬（エールリッヒ試薬）
②M：メチルレッドテストはMR-VPブロスで確認←メチルレッド試薬
③Vi：VPテスト（アセトインの産生）はVP半流動培地で確認←VP試薬（αナフトール，KOH）
④C：クエン酸利用能はシモンズのクエン酸培地で確認
⑤Li：リジン脱炭酸テスト（カダベリンの産生）はメラー培地，LIM培地で確認
⑥Gas：ガス産生はTSI寒天培地，クリグラー培地（クリグラー鉄寒天培地）で確認

☆ I M Vi C Li Gas （インピックリガス）反応系　●35～37℃での培養（d:diverse）

I	M	Vi	C	Li	Gas	菌種・備考
+	+	−	−	+	+	*Escherichia coli*　ただし EHEC O157 はソルビトール非・遅分解
+	+	−	−	−	−	EIEC（腸管組織侵入性大腸菌）　運動性なし（鞭毛なし）
d	+	−	−	−	−	*Shigella dysenteriae, Shigella flexneri, Shigella boydii*　運動性なし（鞭毛なし）
−	+	−	−	−	−	*Shigella sonnei*　オルニチン脱炭酸+　運動性なし（鞭毛なし）
−	−	+	+	+	+	*Klebsiella pneumoniae*　運動性なし（鞭毛なし）　尿素分解　莢膜形成　ムコイド集落
+	−	+	+	+	+	*Klebsiella oxytoca*　運動性なし（鞭毛なし）　尿素分解
−	−	+	+	+	+	*Enterobacter cloacae*　オルニチン脱炭酸+
−	−	+	+	+	+	*Enterobacter aerogenes*　オルニチン脱炭酸+
−	−	+	+	+	+	*Serratia marcescens*　オルニチン脱炭酸+　DNase+　プロジギオシン産生
−	+	−	+	+	+	*Salmonella* Enteritidis（一般サルモネラ）　H_2S+　オルニチン脱炭酸+
−	+	−	+	+	−	*Salmonella* Typhi　H_2S+　オルニチン脱炭酸+
−	+	−	+	−	−	*Salmonella* Paratyphi A　オルニチン脱炭酸+
d	+	−	+	−	+	*Citrobacter freundii*　H_2S+
+	+	−	+	−	+	*Citrobacter koseri*　オルニチン脱炭酸+
−	+	−	−	−	−	*Yersinia pestis*　運動性なし（鞭毛なし）
d	+	−	−	−	−	*Yersinia enterocolitica*　オルニチン脱炭酸+　尿素分解
						↓　●25℃での培養では，VPテストと運動性が陽性になる
d	−	+	−	−	−	*Yersinia enterocolitica*　オルニチン脱炭酸+　尿素分解　運動性あり（注意）
+	+	−	+	−	−	*Proteus vulgaris*　H_2S+
−	−	d	d	−	−	*Proteus mirabilis*　H_2S+　オルニチン脱炭酸+
+	+	−	+	−	−	*Providencia rettgeri*
+	+	−	+	−	−	*Morganella morganii*　オルニチン脱炭酸+

（Proteus vulgaris〜Morganella morganii のグループ：IPA+（indole pyruvic acid））

I	M	Vi	C	Li	Gas	菌種・備考
±	−	−	−	+	−	*Plesiomonas shigelloides*　白糖−，(SS, DHL, 普通寒天に発育)　↑赤痢菌に類似
±	−	−	−	+	−	*Vibrio parahaemolyticus*　白糖−，(3～8)←発育食塩濃度（%）
±	−	−	−	−	−	*Vibrio fluvialis*　白糖+，(3～8)
±	−	−	−	−	+	*Vibrio furnissii*　白糖+，(3～8)　Gas+!!
±	−	+	+	+	−	*Vibrio cholerae* biovar *eltor*　白糖+，(0～3)
±	−	−	+	+	−	*Vibrio cholerae* biovar *cholerae*　白糖+，(0～3)
±	−	−	+	+	−	*Vibrio mimicus*　白糖−，(0～3)
±	+	−	+	+	−	*Vibrio vulnificus*　白糖−，(3)
±	−	+	+	+	−	*Vibrio alginolyticus*　白糖+，(3～10)
±	−	+	+	−	+	*Aeromonas hydrophila*　白糖+，(SS, DHL, 普通寒天に発育)

（Plesiomonas shigelloides〜Aeromonas hydrophila のグループ：オキシダーゼ+）

−：0～10%が陽性，〔−〕：11～25%が陽性，d：26～75%が陽性，〔+〕：76～89%が陽性，+：90～100%が陽性.

C　通性嫌気性グラム陰性桿菌
2）ビブリオ科

学習の目標

□ ビブリオ科細菌の基本性状　　　□ Genus *Vibrio*

1．主要な病原性ビブリオの基本性状

①通性嫌気性のグラム陰性桿菌.

②単毛性の鞭毛をもつ（固形培地で側毛を形成するものがある）.

③ブドウ糖を発酵して酸を産生.

④硝酸塩を亜硝酸塩に還元（硝酸塩還元テスト陽性）.

⑤オキシダーゼテスト：陽性（腸内細菌科細菌との鑑別点）.

⑥好塩性であり海水の食塩濃度（約3％）でよく発育.

Genus *Vibrio*（ビブリオ属）

- 選択分離培地：TCBS 寒天培地（白糖2％, pH8.8）.
- 選択増菌培地：アルカリペプトン水.
- 白糖の分解性.
- 発育食塩濃度（0, 3, 8, 10％食塩加ペプトン水での発育）.
- I M Vi C Li Gas Mot S （インピックリガス モッツ）反応.
  * C「1）腸内細菌科」（**表9-C-1**）を参照.

Vibrio cholerae（ビブリオ・コレレ，コレラ菌）

（1）性状

①白糖分解：陽性（TCBS 寒天培地で黄色の集落）.

②発育食塩濃度：0％, 3％.

③ I M Vi C Li Gas Mot S 反応： + - d + + - + -

④血清型：O 抗原（菌体抗原）により分類.

⑤生物型（biovar）：アジア型（biovar *cholerae*）とエルトール型（biovar *eltor*）がある.

・エルトール型は VP テスト陽性.

1．*Vibrio cholerae* serovar O1，O139（血清型 O1，O139 コレラ菌）

(1) 病原性

①コレラ（cholera）：大量の下痢（典型例は米のとぎ汁様）と嘔吐．脱水症状から虚脱状態に陥ることがある．

・病原因子：コレラエンテロトキシン（CT）．

・三類感染症．

2．*Vibrio cholerae* non-O1，non-O139（非 O1，非 O139 コレラ菌）

(1) 病原性

急性胃腸炎・食中毒．

Vibrio mimicus（ビブリオ・ミミカス）

(1) 性状

①白糖分解：陰性（TCBS 寒天培地で青緑色の集落）．

②発育食塩濃度：0％，3％．

③ I M Vi C Li Gas　Mot S 反応：＋－－＋＋－　＋－

・白糖分解性以外の性状がコレラ菌に類似し O 抗原の一部も共通．mimicus の語源は mimic〔（コレラ菌の）真似をする〕．

(2) 病原性

急性胃腸炎・食中毒．

Vibrio parahaemolyticus（ビブリオ・パラヘモリティカス，腸炎ビブリオ）

(1) 性状

①白糖分解：陰性（TCBS 寒天培地で青緑色の集落）．

②発育食塩濃度：3％，8％．

③ I M Vi C Li Gas　Mot S 反応：＋－－＋＋－　＋－

④血清型：O 抗原と K 抗原（易熱性莢膜抗原）により分類．

(2) 病原性

①急性胃腸炎・食中毒（感染型食中毒の原因菌として重要）．

・病原因子：耐熱性溶血毒（TDH），TDH 類似溶血毒（TRH）．TDH は神奈川現象を起こし，神奈川溶血毒ともよばれる．

🦠 *Vibrio fluvialis*（ビブリオ・フルビアリス）

(1) 性状

①白糖分解：陽性（TCBS 寒天培地で黄色の集落）.

②発育食塩濃度：3％, 8％.

③| I | M | Vi | C | Li | Gas | | Mot | S |反応：| + | − | + | − | − | − | | + | − |

(2) 病原性

急性胃腸炎・食中毒.

🦠 *Vibrio furnissii*（ビブリオ・ファーニシィ）

(1) 性状

①白糖分解：陽性（TCBS 寒天培地で黄色の集落）.

②発育食塩濃度：3％, 8％.

③| I | M | Vi | C | Li | Gas | | Mot | S |反応：| + | − | − | + | − | + | | + | − |

・ガス産生（他菌種との鑑別点）.

(2) 病原性

急性胃腸炎・食中毒.

🦠 *Vibrio alginolyticus*（ビブリオ・アルギノリティカス）

(1) 性状

①白糖分解：陽性（TCBS 寒天培地で黄色の集落）.

②発育食塩濃度：3％, 8％, 10％.

③| I | M | Vi | C | Li | Gas | | Mot | S |反応：| + | − | + | + | + | − | | + | − |

(2) 病原性

中耳炎, 皮膚潰瘍, 創傷感染, 菌血症など.

🦠 *Vibrio vulnificus*（ビブリオ・バルニフィカス）

(1) 性状

①白糖分解：陰性（TCBS 寒天培地で青緑色の集落）.

②発育食塩濃度：3％.

③| I | M | Vi | C | Li | Gas | | Mot | S |反応：| + | + | − | + | + | − | | + | − |

(2) 病原性

①創傷感染による壊死性筋膜炎や敗血症など.

・vulnificus は負傷, 傷を負わせるという意味.

C 通性嫌気性グラム陰性桿菌
3) エロモナス科

遺伝学的に *Vibrio* 属や腸内細菌科に近い.

Genus *Aeromonas*（エロモナス属）

● 単毛性の鞭毛をもつ（固形培地では周毛性鞭毛）.
● 白糖分解：陽性.
● オキシダーゼテスト：陽性.
● IMViCLiGas Mot S（インピックリガス モッツ）反応.
  ＊C「1) 腸内細菌科」（表9-C-1）を参照.
● 分離培地：SS 寒天培地, DHL 寒天培地など.

Aeromonas hydrophila（エロモナス・ハイドロフィラ）, *A. veronii* biovar *sobria*（エロモナス・ベロニィ生物型ソブリア）

（1）性状

IMViCLiGas Mot S反応：+ - [+] [+] - -+ + -

（2）病原性

急性胃腸炎・食中毒, 創傷感染, 敗血症など.

Aeromonas caviae（エロモナス・キャビエ）

（1）性状

IMViCLiGas Mot S反応：+ - - [+] - - + -

（2）病原性

急性胃腸炎を起こすことがある.

C 通性嫌気性グラム陰性桿菌
4）パスツレラ科

─ 学習の目標 ─

☐ パスツレラ科細菌の基本
　性状

☐ Genus *Pasteurella*

☐ Genus *Haemophilus*

- 通性嫌気性のグラム陰性短桿菌または球桿菌.
- 無鞭毛で非運動性.
- 普通寒天培地では発育不良.
- 分離培地：チョコレート寒天培地，血液寒天培地.
- 炭酸ガス（5〜10％）により発育促進.
- オキシダーゼテスト：陽性.

1 Genus *Pasteurella*（パスツレラ属）

Pasteurella multocida（パスツレラ・ムルトシダ）

（1）性状

硝酸塩還元テスト：陽性.

（2）病原性

①人獣共通感染症：ヒトと動物（ネコやイヌ）に感染.

②動物による咬傷・掻傷感染（軟部組織感染症），呼吸器感染症，髄
膜炎，敗血症，脳膿瘍など.

Genus *Haemophilus*（ヘモフィルス属）

> ● ヒツジ血液寒天培地には発育できない.
> ● ウマ血液寒天培地で発育できる.
> ● X 因子（ヘミン）と V 因子（NAD）の要求性.
> ● ポルフィリンテスト.

Haemophilus influenzae（ヘモフィルス・インフルエンザ，インフルエンザ菌）

（1）性状

①X 因子と V 因子を要求.

②ポルフィリンテスト：陰性.

③血清型：莢膜多糖体の抗原性により a〜f の 6 種類に分類.

（2）病原性

①侵襲性インフルエンザ菌感染症（髄膜炎，敗血症）.

・五類感染症の全数報告疾患.

・血清型 b（*H. influenzae* serotype b；Hib）が多い.

・感染予防に Hib ワクチン.

②粘膜感染症（中耳炎，副鼻腔炎，結膜炎，気管支炎，肺炎など）.

・無莢膜型（non-typeable *H. influenzae*；NTHi）が多い.

（3）耐性菌

①β-lactamase producing ampicillin-resistant *H. influenzae*（BLPAR）

・β-ラクタマーゼ産生アンピシリン耐性インフルエンザ菌.

・耐性機序：β-ラクタマーゼ（ペニシリナーゼ）の産生.

②β-lactamase-negative ampicillin-resistant *H. influenzae*（BLNAR）

・β-ラクタマーゼ非産生アンピシリン耐性インフルエンザ菌.

・耐性機序：PBP 遺伝子の変異.

表 9-C-2 *Haemophilus* 属の鑑別性状

	Haemophilus influenzae	*Haemophilus parainfluenzae*	*Haeomophilus ducreyi*
ポルフィリンテスト	−	+	−
X 因子（ヘミン）要求性	+	−	+
V 因子（NAD）要求性	+	+	−
オキシダーゼテスト	+	+	+
カタラーゼテスト	+	d	−

Haemophilus parainfluenzae（ヘモフィルス・パラインフルエンザ，パラインフルエンザ菌）

（1）性状
　①V 因子を要求．
　②ポルフィリンテスト：陽性．

（2）病原性
　上気道感染症，中耳炎，髄膜炎，感染性心内膜炎などを起こすことがある．

Haemophilus ducreyi（ヘモフィルス・デュクレイ，軟性下疳菌）

（1）性状
　①X 因子を要求．
　②ポルフィリンテスト：陰性．

（2）病原性
　①軟性下疳（STD）．
　・梅毒（硬性下疳）と同時に感染した場合を混合下疳という．

C 通性嫌気性グラム陰性桿菌
5）バルトネラ科とその他の通性嫌気性グラム陰性桿菌

> 学習の目標
> ☐ Genus *Bartonella*　　☐ Genus *Cardiobacterium*
> ☐ Genus *Capnocytophaga*

1 Genus *Bartonella*（バルトネラ属）

Bartonella quintana（バルトネラ・クインタナ），*B. henselae*（バルトネラ・ヘンセレ）

（1）性状

①難染性：Giménez（ヒメネス）染色でよく染まる．

②炭酸ガス要求性．

③ヘミン要求性（ウサギ血液寒天培地，チョコレート寒天培地）．

（2）病原性

①*B quintana*：塹壕熱（ざんごうねつ），心内膜炎，細菌性血管腫症．

②*B. henselae*：ネコひっかき病，人獣共通感染症（ネコやイヌ）．

2 Genus *Capnocytophaga*（カプノサイトファーガ属）

Capnocytophaga gingivalis（カプノサイトファーガ・ジンジバリス）

（1）性状

①炭酸ガス要求性．

②チョコレート寒天培地，ヘモグロビン寒天培地で発育．

（2）病原性

敗血症，髄膜炎など．

Genus *Cardiobacterium*（カルジオバクテリウム属）

Cardiobacterium hominis（カルジオバクテリウム・ホミニス）

(1) 性状
　①炭酸ガス要求性.
　②血液寒天培地で発育.

(2) 病原性
　感染性心内膜炎.

ヘモグロビン寒天培地

ヘモグロビン寒天培地は，普通寒天培地やハートインフュージョン寒天培地などを基礎培地とし，滅菌後にヘモグロビン（ヘモグロビンパウダーなどが市販されている）を基礎培地の1％量加えた培地である．血液寒天培地では血液中の発育阻害成分の影響が問題になるが，ヘモグロビン寒天培地ではその影響がなくなる．*Neisseria*属細菌の分離に用いられるGC寒天培地（非選択分離培地）はヘモグロビン寒天培地を応用した培地で，サイアー・マーチン（Thayer-Martin）培地（選択分離培地）はGC寒天培地にバンコマイシン（グリコペプチド系抗菌薬），コリスチン（ポリペプチド系抗菌薬），ナイスタチン（ポリエン系抗真菌薬）を添加した培地である．

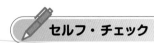
セルフ・チェック

A 次の文章で正しいものに○，誤っているものに×をつけよ．

	○	×
1. *Klebsiella* 属，*Shigella* 属，*Yersinia pestis* は鞭毛をもつ．	□	□
2. *Klebsiella oxytoca* はインドールテスト陽性である．	□	□
3. *Escherichia coli* はシモンズのクエン酸塩培地に発育する．	□	□
4. *Yersinia pestis* は CIN 寒天培地に発育する．	□	□
5. 腸管出血性大腸菌は志賀毒素産生大腸菌ともよばれる．	□	□
6. 細菌性赤痢，腸チフス，パラチフスは二類感染症である．	□	□
7. *Plesiomonas shigelloides* は乳糖を分解する．	□	□
8. *Yersinia enterocolitica* は 36℃の培養で VP テストと運動性が陽性である．	□	□
9. *Serratia marcescens* は DNA を分解する．	□	□
10. *Salmonella* Typhi と *Salmonella* Paratyphi A はクエン酸塩利用能テスト陽性である．	□	□
11. *Proteus mirabilis* の遊走は血液成分によって阻止される．	□	□
12. *Serratia marcescens* はピオシアニンやピオベルジンを産生する．	□	□
13. *Klebsiella oxytoca* は抗菌薬関連下痢症の原因となる．	□	□
14. *Enterobacter* 属，*Klebsiella* 属，*Serratia* 属は VP テスト陽性である．	□	□
15. *Vibrio cholerae* は TCBS 寒天培地で青緑色の集落を形成する．	□	□
16. *Vibrio parahaemolyticus* は毒素型食中毒を起こす．	□	□

A 1-×（鞭毛をもたず非運動性），2-○，3-×（大腸菌はクエン酸塩利用能テスト陰性なので発育できない），4-○（CIN 寒天培地は *Yersinia* 属の選択分離培地），5-○，6-×（三類感染症），7-×（赤痢菌類似の乳糖非分解菌），8-×（VP テストと運動性が 36℃では陰性，25℃で陽性），9-○，10-×（一般サルモネラは陽性であるがチフス菌とパラチフス A 菌は陰性である），11-×（胆汁や胆汁酸塩によって阻止される），12-×（プロジギオシンやピリミン），13-○，14-○，15-×（黄色の集落），16-×（感染型食中毒）

17. *Aeromonas hydrophila* はオキシダーゼテスト陰性である. ☐ ☐

18. 侵襲性インフルエンザ菌感染症は血清型 b によるものが
多い. ☐ ☐

19. *Haemophilus influenzae* はヒツジ血液寒天培地によく発育
する. ☐ ☐

20. *Bartonella henselae* は塹壕熱の原因となる. ☐ ☐

B

1. 腸内細菌科の共通性状はどれか.

☐ ① 運動性陽性

☐ ② 偏性好気性

☐ ③ ブドウ糖発酵

☐ ④ 硝酸塩還元テスト陰性

☐ ⑤ オキシダーゼテスト陽性

2. 腸管出血性大腸菌が産生するのはどれか.

☐ ① ベロ毒素（VT）

☐ ② 表皮剝離毒素（ET）

☐ ③ 耐熱性エンテロトキシン（ST）

☐ ④ 易熱性エンテロトキシン（LT）

☐ ⑤ 毒素性ショック症候群毒素（TSST-1）

17-×（オキシダーゼテスト陽性），18-○，19-×（ヒツジ血液寒天培地には発
育できない），20-×（ネコひっかき病の原因菌．塹壕熱は *Bartonella quintana*）
B 1-③（①*Shigella* 属，*Klebsiella* 属，*Yersinia pestis* は無鞭毛で非運動性．
②通性嫌気性．④硝酸塩を亜硝酸塩に還元するので陽性．⑤*Plesiomonas* 属はオ
キシダーゼテスト陽性），2-①（②，⑤*Staphylococcus aureus*．③，④腸管毒素
原生大腸菌）

3．わが国における新生児髄膜炎の原因菌として頻度が高いの
　はどれか．
　　□　① *Cryptococcus neoformans*
　　□　② *Escherichia coli*
　　□　③ *Haemophilus influenzae*
　　□　④ *Neisseria meningitidis*
　　□　⑤ *Streptococcus pneumoniae*

4．腸内細菌科でリジン脱炭酸テスト，インドールテストおよ
　び運動性がすべて陽性であった．考えられるのはどれか．
　　□　① *Escherichia coli*
　　□　② *Klebsiella oxytoca*
　　□　③ *Salmonella* Typhi
　　□　④ *Serratia marcescens*
　　□　⑤ *Shigella sonnei*

5．35℃で**運動性がない**のはどれか．
　　□　① *Enterobacter cloacae*
　　□　② *Escherichia coli*
　　□　③ *Morganella morganii*
　　□　④ *Serratia marcescens*
　　□　⑤ *Yersinia enterocolitica*

3-② (新生児髄膜炎大腸菌 (NMEC)), 4-① (②運動性陰性, ③, ④インドール
テスト陰性, ⑤すべて陰性), 5-⑤ (25℃では運動性と VP テストが陽性)

6. *Salmonella* 属について正しいのはどれか.
   - ☐ ① *S.* Typhimurium は乳糖を分解する.
   - ☐ ② *S.* Typhi は TSI 培地でガスを産生する.
   - ☐ ③ *S.* Enteritidis はリジン脱炭酸テスト陽性である.
   - ☐ ④ *S. enterica* subsp. *arizonae* は ONPG テスト陰性である.
   - ☐ ⑤ *S.* Paratyphi A はシモンズのクエン酸塩培地に発育する.

7. *Salmonella enterica* subsp. *enterica* の serovar Typhi と serovar Paratyphi A の鑑別に有用な検査はどれか.
   - ☐ ① 運動性テスト
   - ☐ ② ONPG テスト
   - ☐ ③ インドールテスト
   - ☐ ④ クエン酸塩利用能テスト
   - ☐ ⑤ リジン脱炭酸テスト

8. *Serratia marcescens* について正しいのはどれか.
   - ☐ ① リジン脱炭酸テストは陰性である.
   - ☐ ② シモンズのクエン酸塩培地に発育しない.
   - ☐ ③ DNase テストは陰性である.
   - ☐ ④ VP テストは陰性である.
   - ☐ ⑤ 硫化水素を産生しない.

6-③(①*Salmonella* 属は乳糖・白糖非分解. ②*S.* Typhi はガスを産生しないことが他の *Salmonella* 属菌との鑑別点. ④β-ガラクトシダーゼをもつので ONPG テスト陽性. ⑤*S.* Typhi と *S.* Paratyphi A はクエン酸利用能テスト陰性なので発育できない), 7-⑤(⑤*S.* Typhi はリジン脱炭酸テスト陽性でガス産生陰性, *S.* Paratyphi A はリジン脱炭酸テスト陰性でガス産生陽性. ①両者ともに陽性. ②, ③, ④両者ともに陰性), 8-⑤

9. 膀胱炎患者の中間尿を, 5％ヒツジ寒天培地（左）と BTB 乳糖加寒天培地（右）の分画培地で 35℃, 24 時間好気培養した写真を示す.
推定される菌種はどれか.

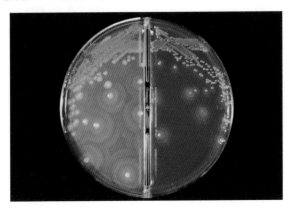

- □ ① *Enterobacter cloacae*
- □ ② *Escherichia coli*
- □ ③ *Klebsiella pneumoniae*
- □ ④ *Proteus mirabilis*
- □ ⑤ *Pseudomonas aeruginosa*

10. *Vibrio* 属について正しいのはどれか. 2 つ選べ.
- □ ① *V. parahaemolyticus* は 10％食塩加ペプトン水に発育する.
- □ ② *V. alginolyticus* は白糖（ショ糖）を分解する.
- □ ③ *V. fluvialis* はオキシダーゼ陰性である.
- □ ④ *V. cholerae* は血性下痢症を起こす.
- □ ⑤ *V. vulnificus* は創傷感染を起こす.

9-④ (培地上の集落の周囲に *Proteus* 属の特徴である遊走 (swarming) が認められる), 10-②と⑤ (①3％, 8％食塩加ペプトン水で発育. ④米のとぎ汁様下痢)

11. *Vibrio* 属で TCBS 寒天培地上に青緑色のコロニーを形成するのはどれか．**2つ選べ**．
- □ ① *V. alginolyticus*
- □ ② *V. cholerae*
- □ ③ *V. fluvialis*
- □ ④ *V. mimicus*
- □ ⑤ *V. parahaemolyticus*

12. *Haemophilus influenzae* について正しいのはどれか．**2つ選べ**．
- □ ① V 因子のみ発育
- □ ② ウマ血液寒天培地で発育
- □ ③ オキシダーゼテスト陰性
- □ ④ ポルフィリンテスト陰性
- □ ⑤ 偏性嫌気性菌

13. *Haemophilus influenzae* について**誤っている**のはどれか．
- □ ① グラム陰性桿菌である．
- □ ② 軟性下疳の原因になる．
- □ ③ 発育因子としてヘミンが必要である．
- □ ④ アンピシリン耐性菌が近年増加傾向にある．
- □ ⑤ 脳脊髄液から分離される株は血清型 b が多い．

11-④と⑤（青緑色のコロニーは白糖非分解菌．①，②，③白糖分解菌であり黄色の集落を形成），**12**-②と④（①X 因子（ヘミン）と V 因子（NAD）を要求．⑤通性嫌気性菌）**13**-②（軟性下疳の原因菌は *Haemophilus ducreyi*．④BLPAR と BLNAR の増加．⑤血清型 b（*H. influenzae* serotype b；Hib）は侵襲性インフルエンザ菌感染症の原因菌として重要）

14. 膿性痰の Gram 染色（Hucker の変法）標本を示す．分離菌はチョコレート寒天培地に発育したが，5％ヒツジ血液寒天培地および BTB 乳糖加寒天培地には発育しなかった．推定される菌種はどれか．

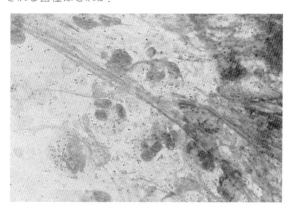

- ☐ ① *Acinetobacter baumannii*
- ☐ ② *Haemophilus influenzae*
- ☐ ③ *Klebsiella pneumoniae*
- ☐ ④ *Pasteurella multocida*
- ☐ ⑤ *Pseudomonas aeruginosa*

14-② （グラム陰性の短桿菌～球桿菌状の細菌で，ヒツジ血液寒天培地および X 因子と V 因子を含まない BTB 乳糖加寒天培地には発育できないことから②を選択する）

D 好気性グラム陰性桿菌
1) ブドウ糖非発酵グラム陰性桿菌

学習の目標

☐ ブドウ糖非発酵グラム陰
　性桿菌（NFGNR）
☐ Genus *Pseudomonas*

☐ Genus *Burkholderia*
☐ Genus *Stenotrophomonas*
☐ Genus *Acinetobacter*

①NFGNR：ブドウ糖を発酵せず，酸化的に分解する．

・腸内細菌科，ビブリオ科などはブドウ糖発酵グラム陰性桿菌．

Genus *Pseudomonas*（シュードモナス属）

●オキシダーゼテスト：陽性．

Pseudomonas aeruginosa（シュードモナス・エルギノーザ，緑膿菌）

(1) 性状

①単毛性の鞭毛をもつ．

②42℃で発育，4℃で不発育．

③アシルアミダーゼテスト（アセトアミドの分解）：陽性．

④ピオシアニン（菌種特異的な青緑の色素），ピオベルジン（蛍光黄色の色素）を産生．

⑤血液寒天培地でβ溶血．

⑥選択分離培地：NAC寒天培地（ナリジクス酸とセトリマイドを含む）．

(2) 病原性

①日和見感染，医療関連感染．

・呼吸器感染症，尿路感染症，敗血症など．

(3) 耐性菌

①多剤耐性緑膿菌（MDRP）．

・判定基準薬剤：イミペネム（IPM），アミカシン（AMK），シプロ

フロキサシン（CPFX）．本来はこれらの薬剤が有効．
・MDRP 感染症：五類感染症の定点報告疾患．

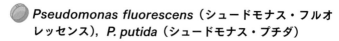 **_Pseudomonas fluorescens_（シュードモナス・フルオレッセンス），_P. putida_（シュードモナス・プチダ）**

（1）性状
①叢毛性の鞭毛をもつ．
②42℃で不発育，4℃で発育．
③アシルアミダーゼテスト：陰性．
④ピオベルジン（蛍光黄色の色素）を産生．

（2）病原性
日和見感染，医療関連感染．

 Genus _Burkholderia_（バークホルデリア属）

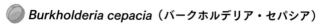 **_Burkholderia cepacia_（バークホルデリア・セパシア）**

（1）性状
①叢毛性の鞭毛をもつ．
②オキシダーゼテスト：陽性．
③アシルアミダーゼテスト：陽性．

（2）病原性
医療関連感染など．

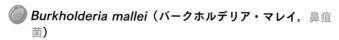 **_Burkholderia mallei_（バークホルデリア・マレイ，鼻疽菌）**

（1）性状
①鞭毛をもたず非運動性．
②オキシダーゼテスト：陰性．
③アシルアミダーゼテスト：陰性．

（2）病原性
鼻疽（人獣共通感染症）．

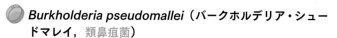 ***Burkholderia pseudomallei*（バークホルデリア・シュードマレイ，類鼻疽菌）**

(1) 性状
　①叢毛性の鞭毛をもつ.
　②オキシダーゼテスト：陽性.
　③アシルアミダーゼテスト：陰性.

(2) 病原性
　類鼻疽（環境感染）.

 ## Genus *Stenotrophomonas*（ステノトロホモナス属）

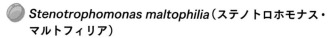 ***Stenotrophomonas maltophilia*（ステノトロホモナス・マルトフィリア）**

(1) 性状
　①叢毛性の鞭毛をもつ.
　②オキシダーゼテスト：陰性.
　③アシルアミダーゼテスト：陰性.
　④DNase テスト：陽性.

(2) 病原性
　日和見感染，医療関連感染.

(3) 耐性菌
　①メタロ-β-ラクタマーゼ（クラス Bβ-ラクタマーゼ，カルバペネマーゼ）を産生.
　・カルバペネム系抗菌薬を含む多くの β-ラクタム系抗菌薬に耐性.

4 Genus *Acinetobacter*（アシネトバクター属）

> ● グラム陰性球桿菌.

Acinetobacter baumannii（アシネトバクター・バウマニ）, *A. pittii*（アシネトバクター・ピッティ）

（1）性状
①鞭毛をもたず非運動性.
②オキシダーゼテスト：陰性.
③カタラーゼテスト：陽性.

（2）病原性
①日和見感染，医療関連感染.
・呼吸器感染症（とくに人工呼吸器関連肺炎），尿路感染症，カテーテル関連菌血症など.

（3）耐性菌
①多剤耐性アシネトバクター（MDRA）.
・判定基準薬剤：イミペネム（IPM），アミカシン（AMK），シプロフロキサシン（CPFX）. 本来はこれらの薬剤が有効.
・MDRA 感染症：五類感染症の全数報告疾患.

 MDRP と MDRA の判定基準薬剤

多剤耐性緑膿菌（multidrug-resistant *Pseudomonas aeruginosa*；MDRP）と多剤耐性アシネトバクター（multidrug-resistant *Acinetobacter*；MDRA）は日和見感染，院内感染（医療関連感染）の原因菌として問題になる. 薬剤感受性検査では，β-ラクタム系・カルバペネム系抗菌薬のイミペネム（IPM），アミノグリコシド系抗菌薬のアミカシン（AMK），ニューキノロン系抗菌薬のシプロフロキサシン（CPFX）の 3 薬剤に耐性であることを判定基準としている. IPM 耐性はカルバペネム系抗菌薬を分解する β-ラクタマーゼ（カルバペネマーゼ）の産生，AMK 耐性はアミノグリコシド系抗菌薬を不活化するアミノグリコシド修飾酵素の産生，CPFX 耐性は細菌の DNA 合成に必要な酵素（DNA ジャイレース，トポイソメラーゼⅣ）の変異（親和性低下）が主な要因である.

D 好気性グラム陰性桿菌
2）その他の好気性グラム陰性桿菌

Genus *Bordetella*（ボルデテラ属）

Bordetella pertussis（ボルデテラ・パータッシス，百日咳菌）

（1）性状

①球桿菌状の形態を示す．

②鞭毛をもたず非運動性．

③オキシダーゼテスト：陽性．

④カタラーゼテスト：陽性．

⑤糖分解：陰性．

⑥分離培地：ボルデー・ジャング（Bordet-Gengou）培地．

・ジャガイモ浸出液，グリセリン，血液（ウサギまたはウマ）を含む．

・*B. pertussis* は発育が遅く，また，血液中の発育阻害物質の影響を受けやすいため，通常の血液寒天培地では分離が困難である．ボルデー・ジャング培地に含まれるジャガイモ浸出液の成分（アミロース）は，血液中の発育阻害物質を吸着する．

（2）病原性

①百日咳（五類感染症の全数報告疾患）.

・感染予防：DPT 三種混合ワクチン（ジフテリア，百日咳，破傷風）.

 ## Genus *Brucella*（ブルセラ属）

- 鞭毛をもたず非運動性.
- 炭酸ガス培養で発育（5〜10% CO_2）.
- 糖分解：陰性.
- 分離培地：5%ウシ血清加トリプトソイ寒天培地.
- ブルセラ症（人獣共通感染症，四類感染症）.

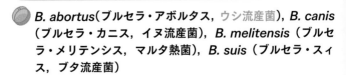 **B. abortus**（ブルセラ・アボルタス，ウシ流産菌），**B. canis**（ブルセラ・カニス，イヌ流産菌），**B. melitensis**（ブルセラ・メリテンシス，マルタ熱菌），**B. suis**（ブルセラ・スィス，ブタ流産菌）

 ## Genus *Francisella*（フランシセラ属）

 Francisella tularensis（フランシセラ・ツラレンシス，野兎病菌）

（1）性状

①鞭毛をもたず非運動性.

②分離培地：8%血液加ユーゴン寒天培地.

（2）病原性

野兎病（人獣共通感染症，四類感染症）.

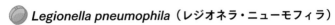 ## Genus *Legionella*（レジオネラ属）

Legionella pneumophila（レジオネラ・ニューモフィラ）

（1）性状

①水系（環境水，空調の冷却水，温泉水など）に生息.

②細胞内寄生性：病巣部の好中球，マクロファージ内で増殖.
・臨床材料中の菌は Giménez 染色で証明.
③単毛性の鞭毛をもつ.
④糖分解：陰性.
⑤馬尿酸塩加水分解テスト：陽性.
⑥β-ラクタマーゼを産生.
⑦分離培地：B-CYE 寒天培地，WYO 寒天培地.
・発育に L-システインと鉄（ピロリン酸鉄）を要求.
⑧尿からの抗原検出が可能（イムノクロマト法による）.

(2) 病原性
①レジオネラ症（四類感染症）.
・日和見感染：エアロゾルの吸入による肺炎，ポンティアック熱.

(3) 有効な抗菌薬
①細胞内移行性のよい薬剤：エリスロマイシンなど（マクロライド系抗菌薬），ニューキノロン系抗菌薬，リファンピシンなど.
・β-ラクタム系，アミノグリコシド系抗菌薬は無効.

5 Genus *Coxiella*（コクシエラ属）

Coxiella burnetii（コクシエラ・バーネティ，Q 熱コクシエラ）

(1) 性状
偏性細胞内寄生性（人工培地で増殖できない）.

(2) 病原性
Q 熱（人獣共通感染症，四類感染症）.

偏性細胞内寄生性と細胞内寄生性
リケッチアとクラミジアは「偏性細胞内寄生性」の細菌. 結核菌, *Listeria* 属細菌, *Legionella* 属細菌は「細胞内寄生性」の細菌である. 偏性細胞内寄生性の細菌は生きた細胞に感染・寄生しなければ増殖できない細菌であり, 人工培地での培養は不可能である. 細胞内寄生性の細菌は, 食細胞に貪食されても細胞の殺菌作用から逃れて増殖できる細菌であり, 生体外（細胞外）では人工培地での発育が可能である.

E 微好気性グラム陰性らせん菌

①微好気性菌：酸素分圧（O_2濃度）3〜15％で発育.
②微好気培養の条件：O_2 5％，CO_2 10％，N_2 85％.

Genus *Campylobacter*（カンピロバクター属）

- ●糖分解：陰性.
- ●オキシダーゼテスト：陽性.
- ●両毛性の鞭毛をもつ.
- ●分離培地：スキロー（Skirrow）寒天培地，CCDA 培地.

Campylobacter jejuni（カンピロバクター・ジェジュニ）

(1) 性状

　馬尿酸塩加水分解テスト：陽性.

(2) 病原性

　①急性胃腸炎・食中毒，髄膜炎，敗血症，関節炎.
　・合併症：Guillain-Barré（ギラン・バレー）症候群.

Campylobacter coli（カンピロバクター・コリ）

(1) 性状

　馬尿酸塩加水分解テスト：陰性.

(2) 病原性

　急性胃腸炎・食中毒.

Campylobacter fetus（カンピロバクター・フィタス）

(1) 性状

　馬尿酸塩加水分解テスト：陰性.

表9-E-1 *Campylobacter* 属と *Helicobacter* 属の鑑別性状

	発育 25℃	発育 42℃	馬尿酸塩加水分解	尿素分解（ウレアーゼ）	オキシダーゼテスト	カタラーゼテスト
Campylobacter jejuni	−	+	+	−	+	+
Campylobacter coli	−	+	−	−	+	+
Campylobacter fetus	+	−	−	−	+	+
Helicobacter pylori	−	+	−	+	+	+

(2) 病原性

髄膜炎，敗血症，心内膜炎，関節炎，まれに急性胃腸炎．

2 Genus *Helicobacter* （ヘリコバクター属）

Helicobacter pylori （ヘリコバクター・ピロリ）

(1) 性状

①糖分解：陰性．

②オキシダーゼテスト：陽性．

③叢毛性の鞭毛をもつ．

④ウレアーゼテスト（尿素分解）：陽性．

⑤分離培地：スキロー寒天培地，CCDA 培地．

⑥健常人の胃に生息．

- 内視鏡を使用しない検出法：^{13}C-尿素を用いた尿素呼気テスト（urea breath test；UBT），便中抗原測定，尿中・血中抗体測定．
- 内視鏡を使用する検出法：採取検体を用いた培養法，病理組織学的診断法，迅速ウレアーゼテスト，PCR による遺伝子検出．

(2) 病原性

①慢性胃炎，胃潰瘍，十二指腸潰瘍．

- 胃がん，MALT リンパ腫（粘膜関連リンパ組織に生じる B リンパ腫），びまん性大細胞型 B 細胞性リンパ腫などの発症に関連．

(3) 除菌療法

①一次除菌：プロトンポンプ阻害剤，アモキシシリン（ペニシリン

系抗菌薬），クラリスロマイシン（マクロライド系抗菌薬）の3剤
併用療法．
②二次除菌（クラリスロマイシン耐性例）：クラリスロマイシンをメ
トロニダゾールに替えた3剤併用療法．

🖊 セルフ・チェック

A 次の文章で正しいものに○，誤っているものに×をつけよ．

		○	×
1.	*Pseudomonas aeruginosa* はグルコースを発酵する．	□	□
2.	*Burkholderia cepacia* は NAC 寒天培地に発育する．	□	□
3.	ピオシアニンは *Pseudomonas aeruginosa* に特有な色素である．	□	□
4.	*Pseudomonas putida* はピオベルジンを産生する．	□	□
5.	*Pseudomonas aeruginosa* は 42℃で発育する．	□	□
6.	*Pseudomonas aeruginosa* は周毛をもち活発に運動する．	□	□
7.	*Pseudomonas aeruginosa* はアセトアミドを分解する．	□	□
8.	MDRP と MDRA はカルバペネム系抗菌薬に感性である．	□	□
9.	*Stenotrophomonas maltophilia* はカルバペネム系抗菌薬に耐性である．	□	□
10.	*Stenotrophomonas maltophilia* は DNA を分解する．	□	□
11.	*Acinetobacter baumannii* はオキシダーゼテスト陽性，カタラーゼテスト陰性である．	□	□
12.	*Acinetobacter baumannii* は人工呼吸器関連肺炎の原因となる．	□	□

A 1-×（グルコース（ブドウ糖）非発酵），2-×（NAC 寒天培地は *P. aerugi-nosa* の選択分離培地），3-○，4-○，5-○，6-×（単毛），7-○（アシルアミダーゼテスト陽性），8-×（イミペネム，アミカシン，シプロフロキサシンが判定基準薬剤），9-○（メタロ-β-ラクタマーゼ（カルバペネマーゼ）を産生），10-○（DNase テスト陽性），11-×（オキシダーゼテスト陰性，カタラーゼテスト陽性），12-○

13. *Bordetella pertussis* の分離には血液寒天培地が適している.

☐ ☐

14. *Brucella abortus* はヒトのみに感染する. ☐ ☐

15. *Francisella tularensis* は Q 熱の病原体である. ☐ ☐

16. *Legionella pneumophila* は日和見病原体である. ☐ ☐

17. *Legionella pneumophila* の分離にはスキロー寒天培地が
用いられる. ☐ ☐

18. レジオネラ症の治療にはカルバペネム系抗菌薬が有効で
ある. ☐ ☐

19. *Campylobacter jejuni* はウレアーゼテスト陽性である. ☐ ☐

20. *Helicobacter pylori* は馬尿酸塩加水分解テスト陽性である.

☐ ☐

B

1. *Pseudomonas aeruginosa* で正しいのはどれか.

☐ ① 周毛をもつ.

☐ ② 4℃で発育する.

☐ ③ 通性嫌気性である.

☐ ④ オキシダーゼテスト陰性である.

☐ ⑤ アシルアミダーゼテスト陽性である.

13-✕（ボルデー・ジャング培地），14-✕（ウシ流産菌．ブルセラ症は人獣共通
感染症），15-✕（野兎病．Q 熱は *Coxiella burnetti*），16-○，17-✕（B-CYE 寒
天培地や WYO 寒天培地．スキロー寒天培地は *Campylobacter* 属と *Helicobacter*
属），18-✕（マクロライド系，ニューキノロン系抗菌薬，リファンピシン），
19-✕（馬尿酸塩加水分解テスト陽性），20-✕（ウレアーゼテスト陽性）
B 1-⑤（①単毛．②4℃では発育できず 42℃で発育．③好気性（偏性好気性））

2．緑膿菌が産生するのはどれか．
- ☐ ① ピリミン
- ☐ ② ピオシアニン
- ☐ ③ プロトヘミン
- ☐ ④ プロジギオシン
- ☐ ⑤ カロチノイド色素

3．*Pseudomonas aeruginosa* に対して抗菌力を有するのはどれか．
- ☐ ① アンピシリン
- ☐ ② イミペネム
- ☐ ③ セファゾリン
- ☐ ④ セフォタキシム
- ☐ ⑤ セフメタゾール

4．ブドウ糖非発酵グラム陰性桿菌はどれか．**2つ選べ**．
- ☐ ① *Acinetobacter baumannii*
- ☐ ② *Serratia marcescens*
- ☐ ③ *Klebsiella pneumoniae*
- ☐ ④ *Stenotrophomonas maltophilia*
- ☐ ⑤ *Plesiomonas shigelloides*

2-② (緑膿菌はピオシアニンとピオベルジンを産生する．①，④*Serratia marcescens* が産生する非拡散性赤色色素．③プロトヘミン(プロトヘム)は *Porphyromonas* 属や *Prevotella* 属が産生する黒色色素．⑤*Mycobacterium kansasii* などの光発色菌が産生する色素)，3-② (通常の *P. aeruginosa* はイミペネム(カルバペネム系)，アミカシン(アミノグリコシド系)，シプロフロキサシン(ニューキノロン系)に感性で，これらに耐性なのが MDRP)，4-①と④ (②，③，⑤腸内細菌科細菌なのでブドウ糖を発酵)

5. *Acinetobacter baumannii* について誤っているのはどれか.
- ☐ ① 運動性がある.
- ☐ ② 偏性好気性である.
- ☐ ③ グルコースを分解する.
- ☐ ④ オキシダーゼテスト陰性である.
- ☐ ⑤ グラム陰性球桿菌である.

6. 人工呼吸管理中の入院患者の痰の Gram 染色標本を示す. 最優勢の細菌について考えられるのはどれか.

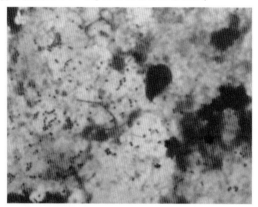

- ☐ ① *Acinetobacter baumannii*
- ☐ ② *Corynebacterium striatum*
- ☐ ③ *Neisseria gonorrhoeae*
- ☐ ④ *Pseudomonas aeruginosa*
- ☐ ⑤ *Streptococcus agalactiae*

5–① (①鞭毛をもたない. ③グルコース非発酵 (酸化的に分解)), 6–① (①形態が標本中に多数認められるグラム陰性球桿菌と同様で人工呼吸管理中に人工呼吸器関連肺炎を起こすことが多い. ②グラム陽性桿菌. ③グラム陰性双球菌. ④標本中に多数認められる球桿菌より長いグラム陰性桿菌. ⑤グラム陽性球菌)

7．*Legionella pneumophila* で正しいのはどれか．**2つ選べ**．

- [ ] ① 偏性嫌気性である．
- [ ] ② グラム陽性桿菌である．
- [ ] ③ 尿中抗原検査で検出できる．
- [ ] ④ β-ラクタマーゼを産生する．
- [ ] ⑤ 5％ヒツジ血液寒天培地に発育する．

8．*Legionella pneumophila* で正しいのはどれか．**2つ選べ**．

- [ ] ① グラム陽性球菌である．
- [ ] ② ブドウ糖を発酵する．
- [ ] ③ 肺炎を起こす．
- [ ] ④ 冷却塔の水に生息する．
- [ ] ⑤ ペニシリンが有効である．

9．らせん菌はどれか．

- [ ] ① *Acinetobacter baumannii*
- [ ] ② *Bordetella pertussis*
- [ ] ③ *Campylobacter jejuni*
- [ ] ④ *Fusobacterium nucleatum*
- [ ] ⑤ *Legionella pneumophila*

7-③と④（①偏性好気性．②グラム陰性桿菌．⑤B-CYE 寒天培地や WYO 寒天培地（発育に L-システインや鉄を要求）），8-③と④（①グラム陰性桿菌．②糖類を一切分解しない．⑤β-ラクタム系抗菌薬は無効で，マクロライド系のエリスロマイシン，ニューキノロン系のシプロフロキサシンなどが有効），9-③（①，②好気性（偏性好気性）グラム陰性球桿菌．④嫌気性（偏性嫌気性）グラム陰性桿菌．⑤偏性好気性グラム陰性桿菌）

10. *Campylobacter* 属について正しいのはどれか.
 □ ① グラム陽性である.
 □ ② 非運動性である.
 □ ③ 芽胞を有する.
 □ ④ 微好気性である.
 □ ⑤ 糖を分解する.

10-④ (①グラム陰性のらせん菌. ②両毛菌で活発に運動. ③芽胞を形成するの
は *Bacillus* 属と *Clostridium* 属の細菌. ⑤糖を分解しない (糖分解陰性))

F 好気性・通性嫌気性グラム陽性有芽胞桿菌

> **学習の目標**
> ☐ Genus *Bacillus*　　　　　☐ Genus *Geobacillus*

 Genus *Bacillus*（バシラス属）

> ● 中央性（中心性）の芽胞を形成：熱，乾燥，消毒薬に抵抗性．
> ● カタラーゼテスト：陽性．

Bacillus anthracis（バシラス・アンスラシス，炭疽菌）

（1）性状
① 通性嫌気性．
② 鞭毛をもたず非運動性：*Bacillus* 属の他の菌種との鑑別点．
③ 莢膜を形成．
④ 寒天培地上で R 型の集落（rough colony）を形成．
⑤ レシチナーゼ反応：陽性．

（2）病原性
炭疽（人獣共通感染症，四類感染症）．

Bacillus cereus（バシラス・セレウス，セレウス菌）

（1）性状
① 通性嫌気性．
② 周毛性の鞭毛をもつ．
③ 発育至適温度が低い：30℃前後．
④ ヒツジ・ウマ血液寒天培地で β 溶血．
⑤ レシチナーゼ反応：陽性．
⑥ β-ラクタマーゼ（ペニシリナーゼ）を産生．

（2）病原性
① 感染型食中毒：下痢型．
② 毒素型食中毒：嘔吐型．

Bacillus subtilis（バシラス・サブチリス，枯草菌）

（1）性状

①偏性好気性．

②周毛性の鞭毛をもつ．

（2）病原性

非病原性（易感染性宿主に菌血症，心内膜炎，呼吸器感染症などを起こすことがある）．

 ## Genus *Geobacillus*（ゲオバシラス属）

- 端在性の芽胞を形成：熱，乾燥，消毒薬に抵抗性．

Geobacillus stearothermophilus（ゲオバシラス・ステアロサーモフィラス）

（1）性状

①発育至適温度が高い：55〜75℃前後（好熱細菌）．

②芽胞の耐熱性が高い：高圧蒸気滅菌などの指標菌．

・滅菌器の性能試験の指標として用いられる（バイオロジカルインジケータ）．

（2）病原性

非病原性（易感染性宿主に眼感染症などを起こすことがあるが，きわめてまれである）．

G　好気性・通性嫌気性グラム陽性無芽胞桿菌

- ☐ Genus *Listeria*
- ☐ Genus *Erysipelothrix*
- ☐ Genus *Corynebacterium*
- ☐ Genus *Gardnerella*
- ☐ Genus *Lactobacillus*

Genus *Listeria*（リステリア属）

- ●通性嫌気性.
- ●カタラーゼテスト：陽性.
- ●周毛性の鞭毛をもつ（30℃以下の培養で運動性）.
- ●莢膜や芽胞を形成しない.
- ●耐塩性：食塩濃度 6％で発育（多くは 10％でも発育）.
- ●発育温度域が広い：0〜45℃.

Listeria monocytogenes（リステリア・モノサイトゲネス）

（1）性状

　①血液寒天培地でβ溶血.

　②馬尿酸塩加水分解テスト：陽性.

　③CAMP テスト：陽性.

　④エスクリン分解：陽性.

（2）病原性

　①リステリア症（人獣共通感染症で食品媒介感染，食中毒を起こす）.

　・原因食品：生ハムなどの食肉加工品，未殺菌乳，ナチュラルチーズなどの乳製品，スモークサーモンなどの魚介類加工品など.

　②侵襲型リステリア症：髄膜炎，敗血症，脳炎.

　・集団発生事例と易感染性宿主の日和見感染事例がある.

　③周産期リステリア症：垂直感染による流産，死産，胎児敗血症，新生児髄膜炎など.

（3）治療

　第一選択薬：アンピシリン（ABPC）.

Genus *Erysipelothrix*（エリジペロスリック ス属）

 ## *Erysipelothrix rhusiopathiae*（エリジペロスリックス・ルシオパシエ，豚丹毒菌）

（1）性状
鞭毛をもたず非運動性.

（2）病原性
①豚丹毒（人獣共通感染症）：ブタ，イノシシなどの哺乳類.
・ヒトでは類丹毒.

 # Genus *Corynebacterium*（コリネバクテリウム属）

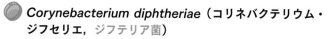 ## *Corynebacterium diphtheriae*（コリネバクテリウム・ジフセリエ，ジフテリア菌）

（1）性状
①鞭毛をもたず非運動性.
②細胞質内に異染小体（ナイセル小体）を形成.
③分離培養：レフレル（Löffler）培地，荒川変法培地.

（2）病原性
ジフテリア（二類感染症）：ジフテリア毒素（外毒素）.

（3）感染予防
ジフテリアトキソイドによる予防接種.

 ## *Corynebacterium jeikeium*（コリネバクテリウム・ジェイケイウム）

ジフテロイド（diphtheroid：非病原性菌種）の一種.

（1）性状
①皮膚，粘膜面に常在.
・採血・血液培養時の汚染菌として注意が必要.

（2）病原性
非病原性（免疫不全者に血流感染症を引き起こすことがある）.

4 Genus *Gardnerella*（ガードネレラ属）

Gardnerella vaginalis（ガードネレラ・バジナリス）

（1）性状
　①グラム陽性菌に分類されているが，グラム陰性または不定となる
　　ことが多い.
　②炭酸ガス要求性.
　③血液寒天培地で発育（ウサギ・ヒト血液寒天培地でβ溶血）.

（2）病原性
　細菌性腟症.

5 Genus *Lactobacillus*（ラクトバシラス属）

Lactobacillus acidophilus（ラクトバシラス・アシドフィラス），*L. casei*（ラクトバシラス・カゼイ）など

（1）性状
　①腸管内，腟内などに常在.
　②ホモ乳酸発酵で乳酸を産生.
　・腟の自浄作用に役立つ.

（2）病原性
　非病原性（心臓弁膜症患者における感染性心内膜炎が報告されてい
るが，きわめてまれである）.

H　グラム陽性抗酸性桿菌

学習の目標

☐ Genus *Mycobacterium*　　　☐ Genus *Nocardia*
☐ 抗酸菌染色

　抗酸菌染色：*Mycobacterium* 属の染色には Ziehl-Neelsen（チール・ネールゼン）法や auramine（オーラミン）法を用い，弱抗酸性の *Nocardia* 属の染色には Kinyoun（キニヨン）染色を用いる.

Genus *Mycobacterium*（マイコバクテリウム属）

- 偏性好気性.
- 抗酸性：Ziehl-Neelsen 法で赤色，auramine 法（蛍光顕微鏡で観察）で黄色蛍光.
- 鞭毛，莢膜，芽胞をもたない.
- アルカリ抵抗性：この性質を利用した臨床材料のアルカリ処理（材料と 4％NaOH を混合）によって常在菌・汚染菌を殺菌.
- 分離培地：小川培地，ミドルブルック 7H10 培地など.
- 全体の分類：結核菌群，非結核性抗酸菌，らい菌群に分類.
- 非結核性抗酸菌の分類：Runyon（ラニョン）分類で I 群（光発色菌群），II 群（暗発色菌群），III 群（非光発色菌群），IV 群（迅速発育菌群）に分類.

結核菌群

1．*Mycobacterium tuberculosis*（マイコバクテリウム・ツベルクローシス，ヒト型結核菌）

（1）性状

①小川培地で R 型の集落を形成.
②ナイアシンテスト：陽性.
③硝酸塩還元テスト：陽性.
④28℃での発育：陰性.

(2) 病原性

①細胞内寄生性.

②結核（二類感染症）：肺結核，腎結核，腸結核，結核性髄膜炎，脊椎カリエス，全身性結核（粟粒結核）など.

・飛沫核による感染（飛沫核感染＝空気感染）が問題となる.

(3) 感染予防

①BCG ワクチンによる予防接種.

・*M. bovis* をワクチン株とした弱毒生ワクチン.

(4) 診断検査

①ツベルクリン反応：BCG ワクチンの接種やある種の非結核性抗酸菌感染で陽性になるので診断的意義は低い.

②インターフェロンγ遊離試験（IGRA）：特異性が高く，BCG ワクチンの接種や非結核性抗酸菌感染の影響を受けない.

(5) 抗結核薬による治療

①第一選択薬（一次抗結核薬）：イソニコチン酸ヒドラジド（イソニアジド），リファンピシン，エタンブトール，ピラジナミド，ストレプトマイシン.

②第二選択薬（二次抗結核薬）：カナマイシン，エンビオマイシン，エチオナミド，サイクロセリン，パラアミノサリチル酸，レボフロキサシン，デラマニド，リファブチン.

(6) 耐性菌

①多剤耐性結核菌（MDR-TB）.

・判定基準薬剤：イソニコチン酸ヒドラジド（イソニアジド）とリファンピシン.

2.*Mycobacterium bovis*（マイコバクテリウム・ボビス，ウシ型結核菌）

(1) 性状

①ナイアシンテスト：陰性.

②硝酸塩還元テスト：陰性.

(2) 病原性

①ウシの結核症.ヒトに肺結核を起こすことがある.

・牛乳や乳製品から感染する.

非結核性抗酸菌（nontuberculous mycobacteria；NTM）

- 水や土壌などの環境から感染し，ヒトからヒトへの感染はない．
- Runyon のⅠ～Ⅳ群に分類される．

1．Ⅰ群（光発色菌群）：*Mycobacterium kansasii*（マイコバクテリウム・カンサシィ），*M. marinum*（マイコバクテリウム・マリナム）

(1) 性状

①光発色性：暗所培養の途中で光を照射し（光にさらし），再度暗所培養を続けると集落が黄色に着色する．

・光によるカロチノイド色素合成系の誘導．

②28℃での発育：陽性．

・*M. marinum* の発育至適温度は 30℃前後．

(2) 病原性

①*M. kansasii*：結核様肺感染症（肺結核類似症）．

・NTM 感染症の約 20％は *M. kansasii* による．

②*M. marinum*：皮膚潰瘍，皮膚結節．

2．Ⅱ群（暗発色菌群）：*Mycobacterium scrofulaceum*（マイコバクテリウム・スクロフラセウム）

(1) 性状

①発色性：暗所培養のままで集落が黄～橙色に着色する．

②28℃での発育：陽性．

(2) 病原性

肺結核類似症，小児頸部リンパ節炎．

3．Ⅲ群（非光発色菌群）：*Mycobacterium avium*（マイコバクテリウム・アビウム），*M. intracellulare*（マイコバクテリウム・イントラセルラーレ）

性状が類似しているため MAC と総称される．

(1) 性状

①非光発色性：光を照射しても発色しない．

②28℃での発育：陽性．

（2）病原性

　①肺結核類似症.
　・NTM 感染症の約 75％は MAC による.

4. IV群（迅速発育菌群）: *Mycobacterium fortuitum*（マイコバクテリウム・フォーチュイタム）, *M. abscessus*（マイコバクテリウム・アブセッサス）

（1）性状

　迅速発育性：7 日以内に集落を形成する.

（2）病原性

　肺結核類似症, 膿瘍.

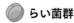 らい菌群

1. *Mycobacterium leprae*（マイコバクテリウム・レプレ, らい菌）

（1）性状

　培養不能菌：人工培地に発育しない.

（2）病原性

　ハンセン病（らい病）.

（3）感染診断検査

　レプロミン反応（レプロミン試験）.

表 9-H-1　*Mycobacterium* 属主要菌種の鑑別性状

	結核菌群 M. tuberculosis M. bovis		I群 M. kansasii M. marinum		II群 M. scrofulaceum	III群 MAC	IV群 M. fortuitu M. abscess
ナイアシン	+	−	−	−	−	−	−
硝酸塩還元	+	−	+	−	−	−	+
ウレアーゼ	+	+	+	+	*d	−	+
耐熱性カタラーゼ	−	−	+	*d	+	+	+
Tween 80 水解	−	−	+	+	−	−	*d
アリルスルファターゼ	−	−	+	+	+	*d	+
光発色性	−	−	+	+	−	−	−
28℃での発育	−	−	+	+	+	+	+
37℃での発育	+	+	+	*d	+	+	+
迅速発育（7 日以内）	−	−	−	−	−	−	+

MAC : *Mycobacterium avium-intracellulare* complex.
*d : 26〜75％が陽性.

2 Genus *Nocardia*（ノカルジア属）

 Nocardia asteroides（ノカルジア・アステロイデス）

（1）性状

　菌糸体を形成：分岐したフィラメント状の形態.

（2）病原性

　日和見感染によるノカルジア症.

多剤耐性結核

多剤耐性結核菌〔multidrug-resistant tuberculosis (*Mycobacterium tuberculosis*)；MDR-TB〕の定義は，一次抗結核薬のイソニコチン酸ヒドラジド（イソニアジド）とリファンピシンの2薬剤に耐性を示す結核菌とされており，海外ではこの定義を基本としている．わが国では，感染症法の改正に伴って，イソニアジド耐性とリファンピシン耐性に加えて，ニューキノロン系抗菌薬（レボフロキサシン，シプロフロキサシンなど）耐性，アミノグリコシド系抗菌薬耐性（アミカシン，カナマイシン，カプレオマイシンのうちの1種類以上に耐性）を示す結核菌を MDR-TB とすることになった．なお，海外ではこのような耐性菌を超多剤耐性結核菌〔広範囲薬剤耐性結核菌（extensively drug-resistant tuberculosis (*Mycobacterium tuberculosis*)；XDR-TB）とよんでいる．

セルフ・チェック

A 次の文章で正しいものに○，誤っているものに×をつけよ．

	○	×
1. *Bacillus anthracis* は周毛をもち活発に運動する．	□	□
2. *Bacillus anthracis* と *Bacillus cereus* は偏性好気性である．	□	□
3. *Bacillus subtilis* は通性嫌気性である．	□	□
4. *Bacillus anthracis* と *Bacillus cereus* はレシチナーゼ反応陽性である．	□	□
5. *Bacillus cereus* はヒツジ血液寒天培地で β 溶血を示す．	□	□
6. *Bacillus anthracis* は毒素型食中毒の原因となる．	□	□
7. *Listeria monocytogenes* は単毛菌である．	□	□
8. *Listeria monocytogenes* は髄膜炎を起こす．	□	□
9. *Erysipelothrix rhusiopathiae* は人獣共通感染症を起こす．	□	□
10. *Corynebacterium diphtheriae* は二類感染症の起因病原体である．	□	□
11. *Corynebacterium diphtheriae* の感染は生ワクチンで予防する．	□	□
12. *Mycobacterium* 属の細菌は Ziehl-Neelsen 法で青色に染まる．	□	□
13. *Mycobacteium tuberculosis* は飛沫核感染で伝播する．	□	□
14. *Mycobacterium fortuitum* は光発色菌である．	□	□
15. *Mycobacterium leprae* は 28℃で発育する．	□	□

A 1-× (無鞭毛で非運動性である)，2-× (通性嫌気性)，3-× (偏性好気性)，4-○ (*Bacillus* 属の病原性菌種はレシチナーゼ反応 (卵黄反応) 陽性)，5-○，6-× (炭疽)，7-× (周毛菌)，8-○，9-○ (ブタなどに豚丹毒，ヒトに類丹毒を起こす)，10-○ (ジフテリア (二類感染症) の原因病原体)，11-× (トキソイド)，12-× (赤色．*Mycobacterium* 属以外の細菌が青色に染まる)，13-○ (結核の原因菌．飛沫核感染は空気感染ともよばれる)，14-× (迅速発育菌)，15-× (培養不能菌なので発育しない)

B

1. *Bacillus anthracis* で正しいのはどれか.
- □ ① 鞭毛を有する.
- □ ② 端在性芽胞を有する.
- □ ③ β-ラクタマーゼを産生する.
- □ ④ レシチナーゼ反応陽性である.
- □ ⑤ ヒツジ血液寒天培地でβ溶血を示す.

2. *Listeria monocytogenes* について**誤っている**のはどれか.
- □ ① グラム陽性である.
- □ ② 運動性である.
- □ ③ 莢膜を有する.
- □ ④ 髄膜炎を起こす.
- □ ⑤ アンピシリン感性である.

3. 結核菌について正しいのはどれか. **2つ選べ.**
- □ ① 光発色菌である.
- □ ② 有芽胞菌である.
- □ ③ グラム陰性球菌である.
- □ ④ 抗酸性である.
- □ ⑤ 細胞内寄生菌である.

4. *Mycobacterium* 属の特徴について**誤っている**のはどれか.
- □ ① *M. leprae* は小川培地に発育する.
- □ ② *M. fortuitum* は7日以内に発育する.
- □ ③ *M. kansasii* は光発色試験陽性である.
- □ ④ *M. marinum* の至適発育温度は30℃前後である.
- □ ⑤ *M. tuberculosis* は小川培地上でR型集落を形成する.

B 1-④（①無鞭毛. ②中央性の芽胞を形成. ③, ⑤β-ラクタマーゼを産生して β溶血を示す菌種は *B. cereus*）, 2-③（莢膜や芽胞を形成しない）, 3-④と⑤（①色素を産生しない. ②芽胞形成菌は *Bacillus* 属と *Clostridium* 属. ③分類上はグラム陽性桿菌である）, 4-①（*M. leprae* は人工的な培地に発育できない）

5. *Mycobacterium tuberculosis* で正しいのはどれか. **2つ選べ.**
　　□ ① 莢膜がある.
　　□ ② 鞭毛がある.
　　□ ③ 通性嫌気性である.
　　□ ④ ナイアシンを産生する.
　　□ ⑤ アルカリに抵抗性である.

6. 結核菌について正しいのはどれか.
　　□ ① 芽胞を形成する.
　　□ ② 人工培地に発育しない.
　　□ ③ 28℃の低温では発育しない。
　　□ ④ 土壌や環境水に広く分布している.
　　□ ⑤ ワクチン株として *Mycobacterium tuberculosis* を用いる.

7. *Mycobacterium* 属でⅠ群（光発色菌群）はどれか.
　　□ ① *M. abscessus*
　　□ ② *M. avium*
　　□ ③ *M fortuitum*
　　□ ④ *M. kansasii*
　　□ ⑤ *M. tuberculosis*

8. 空気感染対策が必要なのはどれか.
　　□ ① 肺結核
　　□ ② 百日咳
　　□ ③ 肺炎球菌性肺炎
　　□ ④ マイコプラズマ肺炎
　　□ ⑤ 肺非結核性抗酸菌症

5-④と⑤（①, ②鞭毛・莢膜・芽胞をもたない. ③偏性好気性）, 6-③（③37℃で発育するが28℃の低温では発育しない. ①鞭毛・莢膜・芽胞をもたない. ②小川培地やミドルブルック7H10培地で発育. ④細胞内寄生性の細菌であり環境には生息していない. 環境に分布しているのは非結核性抗酸菌. ⑤*M. bovis*（BCG）を用いる）, 7-④（①, ③Ⅳ群（迅速発育菌群）. ②Ⅲ群（非光発色菌群）. ⑤結核菌群）, 8-①（①肺結核は空気感染（飛沫核感染）で伝播. ②, ④主として飛沫感染. ③内因性感染（誤嚥性肺炎）や飛沫感染. ⑤環境から感染）

I 嫌気性グラム陽性球菌

Genus *Peptostreptococcus*（ペプトストレプトコッカス属）

Peptostreptococcus anaerobius（ペプトストレプトコッカス・アネロビウス）

(1) 性状

楕円形・連鎖状のグラム陽性球菌.

(2) 病原性

創傷感染, 膿瘍.

Genus *Finegoldia*（ファインゴルディア属）

Finegoldia magna（ファインゴルディア・マグナ）

(1) 性状

大小不同・ブドウ状のグラム陽性球菌.

(2) 病原性

創傷感染, 膿瘍.

Genus *Parvimonas*（パルビモナス属）

Parvimonas micra（パルビモナス・ミクラ）

(1) 性状

小型（0.6 μm 以下）で連鎖状のグラム陽性球菌.

(2) 病原性

各種化膿性疾患.

Genus *Peptoniphilus*（ペプトニフィラス属）

Peptoniphilus asaccharolyticus（ペプトニフィラス・アサッカロリチカス）

(1) 性状

グラム陰性に近い色に染まるグラム陽性球菌.

(2) 病原性

創傷感染, 膿瘍.

J 嫌気性グラム陰性球菌

学習の目標
☐ Genus *Veillonella*

Genus *Veillonella*（ベイヨネラ属）

Veillonella parvula（ベイヨネラ・パルビュラ）

(1) 性状

小型のグラム陰性球菌で口腔内に常在.

(2) 病原性

免疫不全宿主（AIDS 患者, 白血病患者など）の日和見感染.

嫌気性菌とアミノグリコシド系抗菌薬

アミノグリコシド系抗菌薬は嫌気性菌に無効である. 同様に, 嫌気状態に置かれた偏性嫌気性菌や通性嫌気性菌にも無効である. その理由は, アミノグリコシド系抗菌薬の菌体内取り込みには「酸素に依存した細胞膜の能動輸送」を必要としているためである.

K　嫌気性グラム陽性有芽胞桿菌

Genus *Clostridium*（クロストリジウム属）

- 端在性，偏在性（亜端在性）の芽胞を形成：熱，乾燥，消毒薬に抵抗性．
- 土壌などの環境や動物の腸管内に分布．
- カタラーゼテスト：陰性．

Clostridium botulinum（クロストリジウム・ボツリナム，ボツリヌス菌）

(1) 性状
① 偏在性（亜端在性）の芽胞を形成．
② 周毛性の鞭毛をもつ．
③ リパーゼ反応陽性．

(2) 病原性
① ボツリヌス症（四類感染症）：ボツリヌス中毒，乳児ボツリヌス症，創傷ボツリヌス症．
 ・ボツリヌス毒素（神経毒素）による．
② ボツリヌス中毒は毒素型食中毒．

Clostridium perfringens（クロストリジウム・パーフリンジェンス，ウェルシュ菌，ガス壊疽菌）

(1) 性状
① 中央性（中心性）の芽胞を形成．
② 鞭毛をもたず非運動性：他の菌種との鑑別点．
③ 莢膜を形成．
④ 血液寒天培地で強い溶血（β溶血）．
⑤ レシチナーゼ反応：陽性．

⑥分離培地：CW 寒天培地.

(2) 病原性

①ガス壊疽：α毒素〔ホスホリパーゼ（レシチナーゼ）〕による.

②食中毒：エンテロトキシンによる.

🔵 *Clostridium tetani*（クロストリジウム・テタニ，破傷風菌）

(1) 性状

①端在性（太鼓バチ状）の芽胞を形成.

②周毛性の鞭毛をもつ.

③糖類・炭水化物を発酵（分解）しない.

(2) 病原性

①破傷風（五類感染症）：強直性痙攣.

・破傷風毒素〔テタノスパスミン（神経毒素）〕による.

(3) 感染予防

・トキソイドによる予防接種.

🧪 Genus *Clostridioides*（クロストリディオイデス属）

●ヒトの腸管内に生息.

🔵 *Clostridioides difficile*（クロストリディオイデス・ディフィシル）

(1) 性状

①偏在性（亜端在性）の芽胞を形成.

②周毛性の鞭毛をもつ.

③選択分離培地：CCFA 培地，CCMA 培地.

(2) 病原性

①菌交代症：抗菌薬関連腸炎（抗菌薬関連下痢症）.

・β-ラクタム系抗菌薬の投与中に起こることが多い.

②偽膜性大腸炎：トキシン A（CD toxin A，腸管毒素），トキシン B（CD toxin B，細胞毒素）による.

・抗菌薬関連腸炎に続いて発症する.

L 嫌気性グラム陽性無芽胞桿菌

1 Genus *Propionibacterium* (*Cutibacterium*, *Pseudopropionibacterium*) 〔プロピオニバクテリウム属 (キューティバクテリウム属, シュードプロピオニバクテリウム属)〕

● 糖を発酵してプロピオン酸を産生.

Cutibacterium acnes (キューティバクテリウム・アクネス)

(1) 性状
　①ヒトの皮膚に生息：採血時や血液培養時の汚染菌になる.
　②カタラーゼテスト：陽性.

(2) 病原性
　①尋常性痤瘡〔ニキビ (アクネ→acnes)〕.
　②菌血症, 感染性心内膜炎.

Pseudopropionibacterium propionicum (シュードプロピオニバクテリウム・プロピオニクム)

(1) 性状
　①ヒトの口腔に生息.
　②カタラーゼテスト：陰性.

(2) 病原性
　①涙管炎.
　②放線菌症様疾患.
　③歯周病の発症に関連.

Genus *Bifidobacterium*（ビフィドバクテリウム属）

● 糖を発酵して乳酸と酢酸を産生.

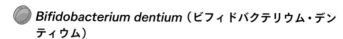 *Bifidobacterium bifidum*（ビフィドバクテリウム・ビフィダム）

（1）性状

腸内環境を整える保健効果がある. 腸管内に常在.

（2）病原性

病原性はほとんどない.

Bifidobacterium dentium（ビフィドバクテリウム・デンティウム）

（1）性状

口腔内に常在.

（2）病原性

小児のう蝕（虫歯）の発症に関与. 成人では *S. mutans*, *S. sobrinus*, *A. naeslundii* など.

 ## Genus *Actinomyces*（アクチノミセス属）

● 菌糸状の構造が放射状に伸びるので放線菌とよばれる.
● 口腔内に常在.

Actinomyces israelii（アクチノミセス・イスラエリ）

（1）性状

カタラーゼテスト：陰性.

（2）病原性

放線菌症：気管支肺炎症状など.

Actinomyces odontolyticus（アクチノミセス・オドントリティカス），A. naeslundii（アクチノミセス・ネスランディ）

(1) 性状

カタラーゼテスト：陰性.

(2) 病原性

放線菌症，歯周病・う蝕（虫歯）に関連.

M　嫌気性グラム陰性桿菌

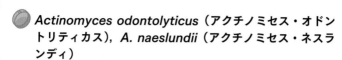

・学習の目標・

☐ Genus *Bacteroides*　　　　☐ Genus *Porphyromonas*
☐ Genus *Parabacteroides*　　☐ Genus *Fusobacterium*
☐ Genus *Prevotella*

1 Genus *Bacteroides*（バクテロイデス属）

- 腸管内に常在：最も多い.
  - 糞便中の菌数：10^{11}/g.
- 胆汁（20%）抵抗性.
- 選択分離培地：BBE 寒天培地（20%胆汁培地）.
- β-ラクタマーゼ（ペニシリナーゼなど）を産生.

 Bacteroides fragilis（バクテロイデス・フラジリス）

(1) 性状

①カタラーゼテスト：陽性.
②インドールテスト：陰性.
③エスクリン分解：陽性.

(2) 病原性

腹腔膿瘍，菌血症など.

Bacteroides thetaiotaomicron（バクテロイデス・シータイオタオミクロン）

（1）性状

①カタラーゼテスト：陽性.

②インドールテスト：陽性.

③エスクリン分解：陽性.

（2）病原性

腹腔膿瘍，菌血症など.

2 Genus *Parabacteroides*（パラバクテロイデス属）

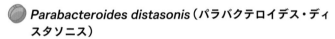

 ### *Parabacteroides distasonis*（パラバクテロイデス・ディスタソニス）

（1）性状

①カタラーゼテスト：陽性.

②インドールテスト：陰性.

③胆汁（20％）抵抗性.

（2）病原性

腹腔膿瘍，菌血症など.

3 Genus *Prevotella*（プレボテラ属），Genus *Porphyromonas*（ポルフィロモナス属）

- 口腔内，膣内に常在.
- 胆汁抵抗性がない（BBE 寒天培地に発育しない）.
- 嫌気性菌用血液寒天培地（血液加ブルセラ寒天培地など）で褐色〜黒色の集落を形成（黒色色素を産生）する菌種がある.

Prevotella intermedia（プレボテラ・インターメディア）

（1）性状

①インドールテスト：陽性.

②嫌気性菌用血液寒天培地で黒色集落.

③エストロゲン（卵胞ホルモン）で増殖促進.

(2) 病原性
歯周病（思春期性歯肉炎，妊娠性歯肉炎）．

Prevotella melaninogenica（プレボテラ・メラニノジェニカ）

(1) 性状
①インドールテスト：陰性．
②嫌気性菌用血液寒天培地で褐色集落．
(2) 病原性
歯周病，肺炎．

Porphyromonas gingivalis（ポルフィロモナス・ジンジバリス）

(1) 性状
①インドールテスト：陽性．
②嫌気性菌用血液寒天培地で黒色集落．
(2) 病原性
歯周病，肺炎．

Porphyromonas asaccharolytica（ポルフィロモナス・アサッカロリティカ）

(1) 性状
①インドールテスト：陽性．
②嫌気性菌用血液寒天培地で黒色集落．
(2) 病原性
腹腔内膿瘍，肺膿瘍，泌尿生殖器膿瘍．

Genus *Fusobacterium*（フソバクテリウム属）

- 口腔内，腟内，腸管内に常在.
- 酪酸を産生.
- ペニシリン系などの β-ラクタム系抗菌薬に感性.

胆汁抵抗性がない菌種

BBE 寒天培地に発育しない.

1．*Fusobacterium nucleatum*（フソバクテリウム・ヌクレアタム）

（1）性状

インドールテスト：陽性.

（2）病原性

①上気道感染，胸膜腔感染，肝膿瘍など.

・歯周病の発症に関連.

2．*Fusobacterium necrophorum*（フソバクテリウム・ネクロフォルム）

（1）性状

インドールテスト：陽性.

（2）病原性

レミエール（Lemierre）症候群：菌血症，血栓性静脈炎，多発性膿瘍.

黒色集落の形成

ヘム（プロトヘム）はポルフィリン（プロトポルフィリンIX）と二価の鉄原子からなる. *Porphyromonas* 属や *Prevotella* 属の一部は発育にプロトヘムを必要とし，宿主の感染部位などで赤血球のヘム蛋白から鉄とポルフィリンを獲得する. 血液寒天培地ではヘモグロビンを分解することによってプロトヘムを遊離させ，菌体表面に黒色の μ-oxo heme dimer（μ-オキソヘム二量体）として蓄積される. その結果，血液寒天培地上の集落が黒色に着色する. 着色の程度は μ-オキソヘム二量体の蓄積量に応じて褐色～黒色となる.

胆汁抵抗性の菌種

BBE 寒天培地に発育する.

1．*Fusobacterium varium*（フソバクテリウム・バリウム）

(1) 性状

①インドールテスト：陽性.

②高濃度の酪酸を産生.

(2) 病原性

①腹腔内膿瘍など.

・潰瘍性大腸炎との関連が議論されている.

2．*Fusobacterium mortiferum*（フソバクテリウム・モルティフェラム）

(1) 性状

インドールテスト：陰性.

(2) 病原性

腹腔内膿瘍など.

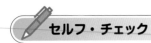
セルフ・チェック

A 次の文章で正しいものに○，誤っているものに×をつけよ．

○ ×

1. *Veillonella parvula* はグラム陽性球菌である． □ □
2. *Clostridium botulinum* は感染型食中毒を起こす． □ □
3. *Clostridium perfringens* はレシチナーゼ反応陽性である． □ □
4. *Clostridium tetani* は偏在性の芽胞を形成する． □ □
5. *Clostridium tetani* は腸管毒素を産生する． □ □
6. *Clostridioides difficile* は菌交代症を起こす． □ □
7. CCMA 培地は *Clostridioides difficile* の選択分離培地である． □ □
8. *Cutibacterium acnes* は採血時，血液培養時の汚染菌になる． □ □
9. *Bacteroides fragilis* はカタラーゼテスト陰性である． □ □
10. *Bacteroides thetaiotaomicron* はインドールを産生する． □ □
11. *Bacteroides fragilis* は血液寒天培地で黒色集落を形成する． □ □
12. *Prevotella intermedia* は BBE 寒天培地に発育する． □ □
13. *Fusobacterium* 属の細菌は酪酸を産生する． □ □
14. 嫌気性菌感染症の治療にはアミノグリコシド系抗菌薬が有効である． □ □

A 1-× (グラム陰性球菌)，2-× (毒素型食中毒)，3-○，4-× (端在性 (太鼓バチ状) の芽胞)，5-× (神経毒素)，6-○，7-○，8-○，9-× (陽性)，10-○，11-× (発育するが色素を産生しない．黒色集落を形成するのは *Prevotella* 属や *Porphyromonas* 属の細菌)，12-× (胆汁抵抗性がないので発育できない．分離培養には嫌気性菌用血液寒天培地を用いる)，13-○，14-× (アミノグリコシド系抗菌薬は嫌気性菌に無効)

5. β-ラクタム系抗菌薬投与中に偽膜性大腸炎を呈した．考えられる原因微生物はどれか．
    - ☐ ① *Campylobacter coli*
    - ☐ ② *Pseudomonas aeruginosa*
    - ☐ ③ *Enterobacter cloacae*
    - ☐ ④ *Bacteroides fragilis*
    - ☐ ⑤ *Clostridioides difficile*

6. *Bacteroides fragilis* について正しいのはどれか．
    - ☐ ① 20％胆汁培地に発育．
    - ☐ ② アミノグリコシド系抗菌薬に感受性．
    - ☐ ③ インドールテスト陽性．
    - ☐ ④ カタラーゼテスト陰性．
    - ☐ ⑤ 黒色色素産生．

7. 敗血症患者の血液から分離された偏性嫌気性菌でグラム陰性無芽胞桿菌，ペニシリンに耐性を示した．最も考えられるのはどれか．
    - ☐ ① *Clostridium perfringens*
    - ☐ ② *Peptostreptococcus anaerobius*
    - ☐ ③ *Fusobacterium nucleatum*
    - ☐ ④ *Bacteroides fragilis*
    - ☐ ⑤ *Veillonella parvula*

5-⑤（⑤*C. difficile* は β-ラクタム系抗菌薬の投与中に菌交代症を起こすことが多い．①急性胃腸炎・食中毒．②呼吸器感染症，尿路感染症など．③尿路感染症，菌血症，呼吸器感染症など．④腹腔膿瘍，菌血症など），6-①（②嫌気性菌感染症にアミノグリコシド系抗菌薬は無効．③インドールテスト陽性は *Bacteroides thetaiotaomicron*．④カタラーゼテスト陽性．⑤色素を産生しない），7-④（④ *B. fragilis* は β-ラクタマーゼを産生してペニシリンを分解．①グラム陽性有芽胞桿菌．②グラム陽性球菌．③グラム陰性桿菌だがペニシリンに感性．⑤グラム陰性球菌）

8. 肺膿瘍の検体をウサギ血液寒天培地で嫌気培養したところ
  黒色集落が発育した．グラム陰性，両端鈍円の短桿菌であっ
  た．考えられるのはどれか．
  □ ① *Fusobacterium nucleatum*
  □ ② *Bacteroides thetaiotaomicron*
  □ ③ *Clostridium perfringens*
  □ ④ *Porphyromonas asaccharolytica*
  □ ⑤ *Veillonella parvula*

8-④（①，②グラム陰性桿菌であるが黒色色素を産生しない．③グラム陽性有芽
胞桿菌．⑤グラム陰性球菌）

N　スピロヘータ

①細長いらせん状細菌.
②軸糸の伸縮によって活発に運動する.

Genus *Treponema*（トレポネーマ属）

● らせんが規則正しい.

Treponema pallidum（トレポネーマ・パリダム，梅毒トレポネーマ）

(1) 性状

①難染性：Gram 染色では染色されない.

・暗視野顕微鏡などで観察.

②人工培地に発育しない：ウサギの睾丸内接種での継代培養.

(2) 病原性

①梅毒〔性感染症（STD），五類感染症〕.

②先天梅毒：経胎盤感染.

(3) 治療

ペニシリン G などのペニシリン系抗菌薬.

Genus *Borrelia*（ボレリア属）

- らせんが不規則でゆるやか.
- Giemsa 染色で染まる.
- ベクター（シラミ, ダニ）媒介感染を起こす.

Borrelia recurrentis（ボレリア・レカレンティス, 回帰熱ボレリア）

（1）性状

ベクター：シラミ.

（2）病原性

回帰熱（四類感染症）.

Borrelia burgdorferi（ボレリア・バーグドルフェリ）

（1）性状

ベクター：マダニ.

（2）病原性

ライム病（四類感染症）：遊走性紅斑, 慢性関節炎, 脳神経麻痺など.

ライム病

ライム病（Lyme disease）は *Borrelia burgdorferi*（ボレリア・バーグドルフェリ）による新興感染症である. この疾患が初めて流行したのは 1970 年代の米国・コネチカット州ライム地方で, 当時はライム関節炎とよばれた. その後, ヨーロッパではライム関節炎にダニの咬傷部を中心とする遊走性紅斑と神経症状を併発することが報告され, この疾患をライム病とよぶようになった. 欧米では現在でも年間数万人規模のライム病患者が発生しているが, わが国では感染症法が施行された 1999 年から 2019 年までの 21 年間で 248 例である.

O レプトスピラ

☐ Genus *Leptospira*

1 Genus *Leptospira*（レプトスピラ属）

- らせんが細かく規則正しい（コイル状）.
- 自然宿主：主としてネズミ（ドブネズミ, クマネズミ）.
  ・保菌動物の腎臓に保有され尿中に排泄される（尿が感染源）.
- 分離培地：コルトフ（Kortof）培地（ウサギ血清を含む）, EMJH 培地（ウシ血清アルブミンを含む）.
- 血清型（serovar）によって細分類される.

Leptospira interrogans（レプトスピラ・インタロガンス）

レプトスピラ症（人獣共通感染症, 四類感染症）の病原体.

1. *L. interrogans* serovar Icterohaemorrhagiae（血清型イクテロヘモラージエ, 黄疸出血性レプトスピラ）

Weil（ワイル）病：高熱, 筋肉痛, 蛋白尿, 黄疸, 出血.

2. *L. interrogans* serovar Canicola（血清型カニコーラ, イヌレプトスピラ）

イヌ型レプトスピラ症：Weil 病に類似.

3. *L. interrogans* serovar Autumnalis（血清型オータムナリス, 秋疫 A レプトスピラ）, serovar Hebdomadis（血清型ヘブドマディス, 秋疫 B レプトスピラ）, serovar Australis（血清型オーストラリス, 秋疫 C レプトスピラ）

①Weil 病に比べて軽症.
②動物に対する感染症：ブタやウシの異常産（早産, 死産）など.

P マイコプラズマとウレアプラズマ

学習の目標

☐ Genus *Mycoplasma*　　　☐ Genus *Ureaplasma*

- 細胞壁を欠く：コレステロールを含む硬い細胞膜によって浸透圧衝撃を回避できる.
- コレステロール要求性：硬い細胞膜を形成するため，発育にコレステロールまたはリポ蛋白（コレステロールを含む）を要求する.
  - 通常の細菌の細胞膜にはコレステロールがない.
- 細胞壁合成阻害薬が無効：細胞壁を欠くため，β-ラクタム系（ペニシリン系，セフェム系，モノバクタム系，カルバペネム系）抗菌薬，グリコペプチド系抗菌薬（バンコマイシン，テイコプラニン），ホスホマイシンは無効.
- 選択分離培地：PPLO 寒天培地〔ペニシリン G，酢酸タリウム，ウマ血清（コレステロール供給源）を含む〕.
- 集落の観察：集落の大きさ（直径）はマイコプラズマが 100〜1,000 μm，ウレアプラズマが 15〜30 μm と小さく，40〜100 倍の光学顕微鏡で観察する（必要に応じてギムザ（Giemsa）液やディーンズ（Dienes）液で集落を染色）.

1 Genus *Mycoplasma*（マイコプラズマ属）

Mycoplasma pneumoniae（マイコプラズマ・ニューモニエ，肺炎マイコプラズマ）

(1) 性状

①集落：桑の実状.

②ブドウ糖分解テスト：陽性.

③アルギニン分解テスト：陰性.

④モルモット血球吸着能テスト：陽性.

(2) 病原性
　①マイコプラズマ肺炎（五類感染症の定点報告疾患）.
　・合併症：中耳炎，胸膜炎，心筋炎，髄膜炎，脳炎，Guillain-Barré
　　（ギラン-バレー）症候群.
(3) 治療
　マクロライド系抗菌薬（エリスロマイシンなど），テトラサイクリン
系抗菌薬（ミノサイクリンなど）.

 Mycoplasma hominis（マイコプラズマ・ホミニス）

(1) 性状
　①集落：目玉焼き状.
　②ブドウ糖分解テスト：陰性.
　③アルギニン分解テスト：陽性.
　④モルモット血球吸着能テスト：陰性.
(2) 病原性
　尿道炎，骨盤内感染症.

 Mycoplasma genitalium（マイコプラズマ・ゲニタリウム）

(1) 性状
　①集落：遅発育性集落（発育に4週間以上を要する）.
　・*Mycoplasma* 属の他の菌種は1週間程度で発育.
　②ブドウ糖分解テスト：陽性.
　③アルギニン分解テスト：陰性.
　④モルモット血球吸着能テスト：陽性.
(2) 病原性
　尿道炎，急性子宮頸管炎，骨盤内感染症.

 # Genus *Ureaplasma*（ウレアプラズマ属）

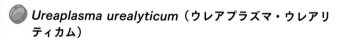 *Ureaplasma urealyticum*（ウレアプラズマ・ウレアリティカム）

(1) 性状
　①集落：微小集落.

②ブドウ糖分解テスト：陰性.

③アルギニン分解テスト：陰性.

④モルモット血球吸着能テスト：陰性.

⑤ウレアーゼを産生：尿素（urea）を分解.

（2）病原性

非淋菌性非クラミジア性尿道炎（STD）.

マイコプラズマの起源

マイコプラズマは細胞壁（ペプチドグリカン）をもたない細菌である．このように風変りな細菌であるマイコプラズマの起源はきわめて興味深い．起源に関する考えとしては「マイコプラズマは細胞壁をもつ細菌の出現前に存在していた原始細菌の子孫である」という説と，「細菌が進化の過程で細胞壁を失って生じたものである」という説がある．今のところ起源に関する明確な答えは得られていないが，リボソーム RNA（rRNA）の塩基配列の解析をもとにした研究では，後者（進化の過程で細胞壁を失って生じたという説）の可能性が高いことが示唆されている．また，一般細菌と異なり，マイコプラズマの RNA ポリメラーゼがリファンピシンによる阻害作用を全く受けないことが明らかにされており，この性質と細胞壁をもたないこととの関連性に興味がもたれる．

Q　リケッチア

学習の目標

- [ ] Genus *Rickettsia*
- [ ] Genus *Orientia*
- [ ] Genus *Ehrlichia*
- [ ] Genus *Neorickettsia*

- 偏性細胞内寄生性：人工培地に発育しない.
- 染色：Giemsa 染色で染まる.
- ベクター媒介感染：シラミ，ダニ，ノミなど（ヒトからヒトへの感染は起こらない）.
- 非特異的血清診断法：ワイル・フェリックス（Weil-Felix）反応.
- 治療：テトラサイクリン系抗菌薬（ミノサイクリンなど）.

　Genus *Rickettsia* （リケッチア属）

Rickettsia prowazekii （リケッチア・プロワツェキー，発疹チフスリケッチア）

(1) 性状

ベクター：シラミ（コロモジラミ）.

(2) 病原性

発疹チフス（四類感染症）.

Rickettsia typhi （リケッチア・ティフィ，発疹熱リケッチア）

(1) 性状

ベクター：ノミ（ネズミノミ）.

(2) 病原性

発疹熱.

Rickettsia japonica （リケッチア・ジャポニカ，日本紅斑熱リケッチア）

(1) 性状

ベクター：マダニ.

(2) 病原性

日本紅斑熱（四類感染症）.

Genus *Orientia*（オリエンティア属）

Orientia tsutsugamushi（オリエンティア・ツツガムシ, ツツガムシ病リケッチア）

(1) 性状

①細胞壁にペプチドグリカンを含まない.

②ベクター：ツツガムシ（ダニの一種）.

(2) 病原性

ツツガムシ病（四類感染症）.

Genus *Ehrlichia*（エーリキア属）

Ehrlichia chaffeensis（エーリキア・シャフェンシス）

(1) 性状

①ベクター：マダニ.

②単球系細胞内で増殖.

(2) 病原性

エーリキア症（ヒト単球性エーリキア症）.

Genus *Neorickettsia*（ネオリケッチア属）

Neorickettsia sennetsu（ネオリケッチア・センネツ）

(1) 性状

ベクター：不明（魚類寄生吸虫の関与が推測される）.

(2) 病原性

腺熱：伝染性単核球症様症状（全身のリンパ節腫脹と発熱）.

R　クラミジア

学習の目標

☐ Genus *Chlamydia*　　　　　☐ Genus *Chlamydophila*

- 偏性細胞内寄生性：人工培地に発育しない.
- 細胞壁にペプチドグリカンを含まない：β-ラクタム系抗菌薬などの細胞壁（ペプチドグリカン）合成阻害薬は無効.
- 感染細胞の細胞質内で封入体を形成する.
- 増殖環：基本小体→網様体→基本小体の順に形態変換し，増殖した基本小体が細胞外に放出される（基本小体のかたちで感染）.
- 治療：テトラサイクリン系抗菌薬（ミノサイクリンなど），マクロライド系抗菌薬（クラリスロマイシンなど）.

1　Genus *Chlamydia*（クラミジア属）

Chlamydia trachomatis（クラミジア・トラコマチス）

(1) 性状

封入体にグリコーゲンを蓄積：ヨード反応陽性.

(2) 病原性

①性器クラミジア感染症：尿道炎，子宮頸管炎，鼠径リンパ肉芽種など（STD，五類感染症の定点報告疾患）.

②新生児結膜炎（封入体結膜炎）：母子感染.

2　Genus *Chlamydophila*（クラミドフィラ属）

Chlamydophila psittaci（クラミドフィラ・シッタシ，オウム病クラミジア）

(1) 性状

トリ（オウム，インコなど）や家畜が保菌.

(2) 病原性

①オウム病（人獣共通感染症，四類感染症）：肺炎，敗血症様症状.
・トリとの接触，トリの糞便のエアロゾル感染，塵埃感染など.
・ヒトからヒトへの感染はない.

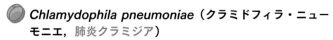 ### *Chlamydophila pneumoniae*（クラミドフィラ・ニューモニエ，肺炎クラミジア）

(1) 性状

ヒトが自然宿主：成人の半数以上が抗体を保有.

(2) 病原性

①クラミジア肺炎〔五類感染症（オウム病を除く）〕：ヒトからヒトへの感染を起こす.
②持続感染者では動脈硬化症のアテローム変性に関与.

 和名に「肺炎」がつく細菌

Streptococcus pneumoniae（ストレプトコッカス・ニューモニエ）の和名は肺炎球菌, *Klebsiella pneumoniae*（クレブシエラ・ニューモニエ）の和名は肺炎桿菌, *Mycoplasma pneumoniae*（マイコプラズマ・ニューモニエ）の和名は肺炎マイコプラズマ, *Chlamydophila pneumoniae*（クラミドフィラ・ニューモニエ）の和名は肺炎クラミジアである. これらの4菌種は分類上全く異なっているが, 学名の種名が「*pneumoniae*」で和名に「肺炎」がつくという点で共通している. いずれも臨床的に重要な細菌なので, 性状と病原性などについて正確に理解しておきたい.

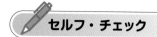

セルフ・チェック

A 次の文章で正しいものに○，誤っているものに×をつけよ．

	○	×
1. *Treponema pallidum* はグラム陰性に染まる．	☐	☐
2. *Treponema pallidum* はコルトフ培地に発育する．	☐	☐
3. *Treponema pallidum* はペニシリン G に感性である．	☐	☐
4. 梅毒は四類感染症である．	☐	☐
5. *Borrelia recurrentis* はヒトからヒトに感染する．	☐	☐
6. *Borrelia burgdorferi* は回帰熱の起因病原体である．	☐	☐
7. *Borrelia recurrentis* は蚊によって媒介される．	☐	☐
8. *Leptospira interrogans* は保菌動物の尿から感染する．	☐	☐
9. *Leptospira interrogans* は人工培養できない．	☐	☐
10. レプトスピラ症は五類感染症である．	☐	☐
11. マイコプラズマはセフェム系抗菌薬に感性である．	☐	☐
12. *Mycoplasma pneumoniae* は PPLO 寒天培地で目玉焼き状の集落を作る．	☐	☐
13. *Ureaplasma urealyticum* は尿素を分解する．	☐	☐
14. *Ureaplasma urealyticum* は肺炎の原因となる．	☐	☐
15. *Rickettsia typhi* は発疹チフスリケッチアとよばれる．	☐	☐
16. *Orientia tsutsugamushi* は患者との接触によって感染する．	☐	☐
17. *Chlamydia trachomatis* による尿道炎は五類感染症である．	☐	☐
18. オウム病の治療には β-ラクタム系抗菌薬が有効である．	☐	☐

A 1-×（Gram 染色では染まらない），2-×（人工培養できない（コルトフ培地は *Leptospira* 属）），3-○，4-×（五類感染症），5-×（ベクター感染），6-×（ライム病），7-×（シラミ），8-○，9-×（コルトフ培地などに発育），10-×（四類感染症），11-×（細胞壁をもたないためセフェム系薬（β-ラクタム系抗菌薬）などの細胞壁合成阻害薬は無効），12-×（桑の実状の集落），13-○，14-×（尿道炎（非淋菌性非クラミジア性尿道炎＝STD）），15-×（発疹熱リケッチア），16-×（ベクター感染），17-○，18-×（オウム病の原因菌は *Chlamydophila psittaci．Chlamydia* 属と *Chlamydophila* 属は細胞壁にペプチドグリカンを含まないため，β-ラクタム系抗菌薬などの細胞壁合成阻害薬は無効）

B

1. スピロヘータが原因となる疾患はどれか. 2つ選べ.
   - ☐ ① 梅　毒
   - ☐ ② 回帰熱
   - ☐ ③ 伝染性紅斑
   - ☐ ④ Q　熱
   - ☐ ⑤ オウム病

2. 疾病と病原体の組合せで正しいのはどれか.
   - ☐ ① 梅　毒————————リケッチア
   - ☐ ② 淋菌感染症————————スピロヘータ
   - ☐ ③ オウム病————————クラミジア
   - ☐ ④ ツツガムシ病————————ナイセリア
   - ☐ ⑤ Weil 病————————トレポネーマ

3. ウイルスとマイコプラズマに共通する特徴はどれか.
   - ☐ ① 細胞壁をもたない.
   - ☐ ② 二分裂で増殖する.
   - ☐ ③ 抗生物質に感受性がある.
   - ☐ ④ 偏性細胞内寄生性である.
   - ☐ ⑤ DNA と RNA のいずれか一方をもつ.

B 1-①と②（③パルボウイルス. ④*Coxiella burnetii*（細菌）. ⑤*Chlamydophila psittaci*（細菌）), 2-③（①梅毒は *Treponema* 属（スピロヘータ). ②淋菌感染症はナイセリア. ④ツツガムシ病は *Orientia* 属（リケッチア). ⑤Weil 病はレプトスピラ), 3-①（①マイコプラズマは細胞壁をもたないが, 細胞膜が硬くなっている. ウイルスは細胞構造をもたないので細胞壁をもたない. ②マイコプラズマは細菌なので一般細菌と同様に二分裂で増殖する. ③ウイルスに抗生物質（抗菌薬）は無効. ④マイコプラズマは偏性細胞内寄生性ではないので人工培地（PPLO 寒天培地）に発育できる. ⑤マイコプラズマは細菌なので DNA と RNA の両方をもつ. ウイルスは DNA か RNA のどちらか一方しかもたない）

4. *Mycoplasma pneumoniae* について正しいのはどれか. **2つ選べ.**
   - ☐ ① 偏性細胞内寄生性である.
   - ☐ ② 細胞壁を有する.
   - ☐ ③ 莢膜を有する.
   - ☐ ④ 肺炎を起こす.
   - ☐ ⑤ マクロライド系抗菌薬に感性である.

5. *Orientia tsutsugamushi* について正しいのはどれか. **2つ選べ.**
   - ☐ ① 尿中抗原検査で検出できる.
   - ☐ ② 培養には血液寒天培地を用いる.
   - ☐ ③ 病原体はダニによって媒介される.
   - ☐ ④ 治療にはテトラサイクリン系抗菌薬を用いる.
   - ☐ ⑤ 細胞壁にペプチドグリカンを有する.

6. *Chlamydia trachomatis* について**誤っている**のはどれか.
   - ☐ ① 二分裂増殖する.
   - ☐ ② 封入体を形成する.
   - ☐ ③ 人工培地に発育する.
   - ☐ ④ 尿道炎を起こす.
   - ☐ ⑤ ミノサイクリンに感性である.

4-④と⑤（④マイコプラズマ肺炎を起こす. ⑤治療にエリスロマイシンなどのマクロライド系抗菌薬が用いられる. ①偏性細胞内寄生性ではないので人工培地（PPLO寒天培地）に発育できる. ②一般細菌とは異なり細胞壁をもたない. ③莢膜をもたない. 莢膜形成菌は *Klebsiella pneumoniae* や *Streptococcus pneumoniae* など）, 5-③と④（①尿中には菌体も抗原も出現しないので尿中抗原検査では検出できない. ②偏性細胞内寄生性のため血液寒天培地などの人工培地には発育できない. ⑤細胞壁をもつがペプチドグリカンは含まない）, 6-③（偏性細胞内寄生性なので人工培地に発育しない）

7. クラミジアの共通性状について正しいのはどれか. **2つ選べ.**

- ☐ ① 芽胞を有する.
- ☐ ② 偏性細胞内寄生性である.
- ☐ ③ *C. trachomatis* は肺炎を起こす.
- ☐ ④ *C. psittaci* は性感染症を起こす.
- ☐ ⑤ *C. pneumoniae* はテトラサイクリン系抗菌薬に感性である.

7-②と⑤(①芽胞形成菌は *Bacillus* 属と *Clostridium* 属.③尿道炎や封入体結膜炎など.④オウム病(肺炎,人獣共通感染症))

10　真菌

A　糸状菌

　部分的に分岐したフィラメント状菌糸を形成：菌糸の伸長，胞子または分生子の形成によって増殖.

Genus *Aspergillus*（アスペルギルス属）

- ●分生子柄の先端に分生子頭（**図 10-1**）を形成.
  - ・分生子柄が空気中に向かって伸び，頂点が膨らんで頂囊になる. 頂囊の表面にメツラ（円筒形細胞）が並び，その上にフィアライド（小瓶形細胞）を生じる. フィアライドの先端に分生子がつくられる. *Aspergillus* 属真菌のなかにはメツラを形成しない菌種もある.
- ●肺アスペルギルス症：分生子の吸引により感染・発症.
  - ・慢性閉塞性肺疾患（COPD）の患者や結核既往者などが感染しやすい.

Aspergillus fumigatus（アスペルギルス・フミガーツス）

（1）性状

①分生子頭の構造：頂囊，フィアライド，分生子.

②集落の色：濃緑色.

（2）病原性

肺アスペルギルス症.

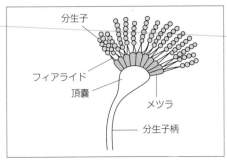

図 10-1　*A. nidulans* の分生子頭

Aspergillus niger（アスペルギルス・ニガー）

（1）性状
　①分生子頭の構造：頂嚢, メツラ, フィアライド, 分生子.
　②集落の色：黒色.

（2）病原性
　①肺アスペルギルス症.
　②外耳道感染症, 副鼻腔炎.

Aspergillus nidulans（アスペルギルス・ニデュランス）

（1）性状
　①分生子頭の構造：頂嚢, メツラ, フィアライド, 分生子.
　②集落の色：緑～濃緑色.

（2）病原性
　肺アスペルギルス症.

2 ムーコル類（ケカビ類）：Genus *Mucor*（ムーコル属）, Genus *Rhizopus*（リゾプス属）

- 菌糸に隔壁がない.
- 菌糸の先端に胞子嚢を形成.
- 仮根：付着や水分の吸収に関与する根に似た構造物.
- ムーコル症：免疫不全者の日和見型深在性真菌症. 浮遊菌の吸引や消化管からの感染があり, 播種性ムーコル症を続発.

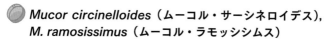 *Mucor circinelloides*（ムーコル・サーシネロイデス），*M. ramosissimus*（ムーコル・ラモッシシムス）

(1) 性状

仮根：ない．

 Rhizopus arrhizus〔リゾプス・アリズス（*R. oryzae*（リゾプス・オリゼ））〕，*R. microspores*（リゾプス・ミクロソポアス）

(1) 性状

仮根：ある．

③ 黒色真菌：Genus *Exophiala*（エクソフィアラ属），Genus *Fonsecaea*（フォンセカエア属），Genus *Phialophora*（フィアロフォラ属），Genus *Cladophialophora*（クラドフィアロフォラ属）

- 細胞壁にメラニン色素を含む：集落が褐色〜黒色．
- 黒色真菌感染症（クロモミコーシス）：皮膚・皮下組織の結節，潰瘍などの慢性肉芽腫性疾患．

Exophiala dermatitidis（エクソフィアラ・デルマチティディス），*Fonsecaea pedrosoi*（フォンセカエア・ペドロソイ），*Phialophora verrucosa*（フィアロフォラ・ベルコーサ），*Cladophialophora trichoides*（クラドフィアロフォラ・トリコイデス）

B 皮膚糸状菌

ケラチンを好む：皮膚の角質層，毛髪，爪などに感染.

1 Genus *Trichophyton* （トリコフィトン属，白癬菌）

● 大分生子と小分生子を形成.

 Trichophyton mentagrophytes（トリコフィトン・メンタグロフィテス），*Trichophyton rubrum*（トリコフィトン・ルブルム）

2 Genus *Microsporum* （ミクロスポルム属，小胞子菌）

● 大分生子と小分生子を形成.

Microsporum canis（ミクロスポルム・カニス），*Microsporum gypseum*（ミクロスポルム・ジプセウム）

3 Genus *Epidermophyton* （エピデルモフィトン属，表皮菌）

● 大分生子を形成（小分生子を形成しない）.

Epidermophyton floccosum（エピデルモフィトン・フロッコースム）

C 二形性真菌

①二形性：自然界や一般的な真菌用培地による 25〜30℃の培養で菌糸状の発育，感染病巣内（生体内）や特殊な培養条件下（血液含有培地による 37℃での培養）では酵母状の発育.

②輸入真菌：日本には生息せず，海外の特定の地域に生息する真菌（感染力が強く健常者の感染例が多い）.

Genus *Sporothrix*（スポロトリックス属）

Sporothrix schenckii（スポロトリックス・シェンキー）

（1）性状

世界中に分布し，日本にも生息する.

（2）病原性

スポロトリックス症（スポロトリコーシス）：皮下結節，皮下膿瘍など.

輸入真菌と輸入真菌症

Histoplasma capsulatum（ヒストプラズマ・カプシュラーツム）

ヒストプラズマ症（ヒストプラズモーシス）.

Blastomyces dermatitidis（ブラストミセス・デルマチティディス）

ブラストミセス症（ブラストミコーシス）.

Coccidioides immitis（コクシジオイデス・イミティス）

コクシジオイデス症〔コクシジオイドミコーシス（四類感染症）〕.

Paracoccidioides brasiliensis（パラコクシジオイデス・ブラシリエンシス）

パラコクシジオイデス症（パラコクシジオイドミコーシス）.

Talaromyces marneffei（タラロミセス・マルネッフェイ）〔旧学名：*Penicillium marneffei*（ペニシリウム・マルネッフェイ）〕

マルネッフェイ型ペニシリウム症（タラロミコーシス）.

皮膚からの検体採取

真菌，とくに皮膚糸状菌の検査では，皮膚からの検体採取が必要である．鱗屑（表皮の角質が肥厚して剝離したもの）のような剝がれる検体は，酒精綿（アルコール綿）で消毒した清潔なピンセットで採取する．水疱などの湿性の検体は滅菌綿棒などで採取する．採取の際に心がけることは，①可能なかぎり多くの検体を採取する，②真菌要素（菌糸や胞子などの構造物）が豊富で確実に原因菌が存在すると思われる部位から採取する，③異なる部位に病変が認められる場合はそれぞれの部位から採取する，④真菌要素と見間違うことが多い弾性繊維などの組織成分が混入しないように注意する，などである．採取しにくい部位では，セロハンテープを用いて採取してもよい．

D 酵母および酵母様真菌

Genus *Candida*（カンジダ属）

- ヒトの皮膚，口腔，腟，腸管などに常在．
- 表在性カンジダ症：皮膚炎，腟炎，口内炎など．
- 深在性カンジダ症：菌血症，心内膜炎，肺炎，尿路感染症，肝膿瘍，腎膿瘍など〔留置カテーテル（血管，尿道）関連感染が多い〕．
- 菌交代症：抗菌薬関連腸炎（下痢症）．
- 出芽により増殖．
- 仮性菌糸と厚膜胞子（**図 10-2**）：コーンミール（corn meal）寒天培地上で 25℃，数日間培養すると，出芽した酵母細胞がつながったまま個々に伸びて菌糸状の形態となる場合があり，これを仮性菌糸という（通常の菌糸は真正菌糸）．また，仮性菌糸の先端に厚い細胞壁をもつ大型の細胞を形成する場合があり，これを厚膜胞子という．
- 発芽管（**図 10-3**）：10% 血清中で 37℃，2〜3 時間保温すると長い発芽管を形成する場合がある．

Candida albicans（カンジダ・アルビカンス）

（1）性状

①仮性菌糸と厚膜胞子を形成する．
　・厚膜胞子の形成が *Candida* 属真菌の他の菌種との鑑別点になる．
②発芽管を形成する（*Candida* 属真菌の他の菌種との鑑別点）．

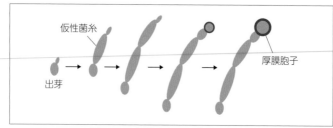

図 10-2　仮性菌糸と厚膜胞子の形成

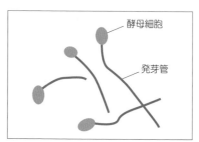

図 10-3　発芽管の形成

Candida tropicalis（カンジダ・トロピカリス）

（1）性状

①仮性菌糸を形成し，厚膜胞子を形成しない．

②発芽管を形成しない．

Candida glabrata（カンジダ・グラブラータ）

（1）性状

①仮性菌糸と厚膜胞子を形成しない．

・仮性菌糸を形成しないことが *Candida* 属真菌の他の菌種との鑑別点になる．

②発芽管を形成しない．

Genus *Cryptococcus*（クリプトコックス属）

Cryptococcus neoformans（クリプトコックス・ネオフォルマンス）

（1）性状

①菌糸（真正菌糸）や胞子を形成しない.

②菌体の周囲に厚い莢膜を形成：墨汁法で観察.

③ウレアーゼを産生：尿素（urea）を分解.

（2）病原性

①肺や皮膚の創傷部から感染.

②播種性クリプトコックス症（五類感染症）：髄膜炎，血流感染.

・感染源：ハトなどの鳥類の糞.

Genus *Trichosporon*（トリコスポロン属）

Trichosporon asahii（トリコスポロン・アサヒ）

（1）性状

硝子様菌糸と分節型分生子（分節胞子）を形成.

（2）病原性

アレルギー：夏型過敏性肺炎.

Genus *Malassezia*（マラセチア属）

Malassezia furfur（マラセチア・フルフル）

（1）性状

皮脂を好む：脂漏部位（皮脂の過剰分泌部位）で増殖.

（2）病原性

癜風，脂漏性皮膚炎，毛包炎など.

E その他の真菌

Genus *Pneumocystis*（ニューモシスチス属）

Pneumocystis jirovecii（ニューモシスチス・イロベチ）

（1）性状

①人工培養できない.

②発育形：栄養体，前嚢子，嚢子.

・栄養体は二分裂で増殖.

（2）病原性

ニューモシスチス肺炎（Pneumocystis pneumonia；PCP）：後天性免疫不全症候群（AIDS）患者などの易感染者の重篤な肺炎（日和見感染）.

（3）検査法

①染色：検査材料（気管支肺胞洗浄液）の Grocott（グロコット）染色，toluidine（トルイジン）ブルー染色，methenamine（メセナミン）銀染色.

②血中 β-D-グルカン（β-グルカン）の測定.

主な真菌用培地の成分（1,000 mL あたり）

①サブロー（Sabouraud）寒天培地（pH5.6）：ペプトン 10 g，ブドウ糖 40 g，寒天 15 g.

②ポテトデキストロース（potato dextrose）寒天培地（pH5.6）：ポテトエキス 4 g，ブドウ糖 20 g，寒天 15 g.

③コーンミール（corn meal）寒天培地（pH6.0）：コーンミール浸出液末 2 g，寒天 15 g.

④マイコセル（mycosel）寒天培地（pH6.9）：大豆-パパイン消化ペプトン 10 g，ブドウ糖 10 g，寒天 15.5 g.

＊選択剤：常在菌，汚染菌などの発育を抑制する必要がある場合は，クロラムフェニコールやシクロヘキシミドを添加する.

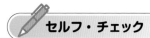

セルフ・チェック

A 次の文章で正しいものに〇，誤っているものに×をつけよ．

〇 ✕

1. *Aspergillus fumigatus* の分生子頭にはメツラがない． ☐ ☐
2. *Aspergillus fumigatus* の集落の色は黒色である． ☐ ☐
3. *Rhizopus arrhizus* はクロモミコーシスを起こす． ☐ ☐
4. *Exophiala dermatitidis* はムーコル症を起こす． ☐ ☐
5. *Epidermophyton floccosum* は大分生子と小分生子を
   形成する． ☐ ☐
6. *Sporothrix schenckii* は輸入真菌である． ☐ ☐
7. *Candida albicans* は厚膜胞子と仮性菌糸を形成する． ☐ ☐
8. *Candida glabrata* は仮性菌糸を形成しない． ☐ ☐
9. *Cryptococcus neoformans* は尿素を分解する． ☐ ☐
10. 播種性クリプトコックス症は四類感染症である． ☐ ☐
11. *Trichosporon asahii* は癜風の原因となる． ☐ ☐
12. *Pneumocystis jirovecii* はマイコセル寒天培地に発育する． ☐ ☐
13. *Pneumocystis jirovecii* は後天性免疫不全症候群の患者に
    日和見感染を起こす． ☐ ☐

A 1–〇（メツラがあるのは *A. niger, A. nidulans* など），2–×（濃緑色．集落が黒色になるのは *A. niger*），3–×（ムーコル症），4–×（黒色真菌感染症（クロモミコーシス）），5–×（大分生子のみ），6–×（日本国内にも生息），7–〇，8–〇（仮性菌糸，厚膜胞子，発芽管を形成しない），9–〇，10–×（五類感染症），11–×（夏型過敏性肺炎の原因．癜風は *Malassezia furfur*），12–×（人工的な培地に発育しない），13–〇

B

1. 分離培地の成分を表に示す．この培地を用いるのはどれか．

ペプトン	10 g
ブドウ糖	40 g
クロラムフェニコール	0.05 g
寒　天	15 g
精製水	1,000 mL

- ☐ ① *Candida albicans*
- ☐ ② *Legionella pneumophila*
- ☐ ③ *Mycobacterium tuberculosis*
- ☐ ④ *Streptococcus pyogenes*
- ☐ ⑤ *Vibrio parahaemolyticus*

2. 真菌に分類されているのはどれか．

- ☐ ① *Actinomyces israelii*
- ☐ ② *Bifidobacterium dentium*
- ☐ ③ *Mycobacterium avium*
- ☐ ④ *Nocardia asteroides*
- ☐ ⑤ *Pneumocystis jirovecii*

3. 皮膚糸状菌はどれか．

- ☐ ① *Aspergillus fumigatus*
- ☐ ② *Histoplasma capsulatum*
- ☐ ③ *Mucor ramosissimus*
- ☐ ④ *Sporothrix schenckii*
- ☐ ⑤ *Trichophyton rubrum*

B　1-① （表の培地はクロラムフェニコール加サブロー寒天培地で真菌の培養に用いる．②B-CYE 寒天培地など．③小川培地やミドルブルック 7H10 培地．④ヒツジ血液寒天培地．⑤TCBS 寒天培地など），2-⑤ （①，②嫌気性グラム陽性無芽胞桿菌．③，④グラム陽性抗酸性桿菌），3-⑤ （皮膚糸状菌は *Trichophyton*, *Microsporum*, *Epidermophyton* の 3 属．①，③糸状菌．②，④二形性真菌．②は輸入真菌でもある）

4. 真菌とその性質の組合せで正しいのはどれか. **2つ選べ**.
   - ☐ ① *Aspergillus fumigatus*――大分生子
   - ☐ ② *Candida albicans*――――厚膜胞子
   - ☐ ③ *Candida glabrata*―――仮性菌糸
   - ☐ ④ *Sporothrix schenckii*――二形性真菌
   - ☐ ⑤ *Trichophyton rubrum*――莢 膜

5. 日和見感染症はどれか.
   - ☐ ① 梅 毒
   - ☐ ② オウム病
   - ☐ ③ 腸チフス
   - ☐ ④ 感染性心内膜炎
   - ☐ ⑤ ニューモシスチス肺炎

6. *Candida* 属で仮性菌糸を**形成しない**のはどれか.
   - ☐ ① *C. albicans*
   - ☐ ② *C. glabrata*
   - ☐ ③ *C. krusei*
   - ☐ ④ *C. parapsilosis*
   - ☐ ⑤ *C. tropicalis*

7. *Aspergillus fumigatus* の模式図を示す.
   矢印で示すのはどれか.
   - ☐ ① 頂 囊
   - ☐ ② 分生子
   - ☐ ③ メツラ
   - ☐ ④ 分生子柄
   - ☐ ⑤ フィアライド

4-②と④(①分生子柄の先端に分生子頭を形成(大分生子を形成するのは皮膚糸状菌など),③仮性菌糸も厚膜胞子も形成しない.⑤大分生子と小分生子を形成(莢膜を形成するのは *Cryptococcus* 属真菌)),5-⑤,6-②(①コーンミール寒天培地で仮性菌糸と厚膜胞子,10%血清中で発芽管を形成),7-①(模式図の構造物は下から菌糸,④分生子柄,①頂囊,⑤フィアライド,②分生子.③*A. fumigatus* はメツラを形成しない.メツラを形成するのは *A. niger*,*A. nidulans* など)

8. 大分生子を**形成しない**のはどれか.

　　□　① *Aspergillus fumigatus*
　　□　② *Epidermophyton floccosum*
　　□　③ *Cryptococcus neoformans*
　　□　④ *Microsporum canis*
　　□　⑤ *Trichophyton rubrum*

9. 血液培養が陽性となったため，ボトル内容液の Gram 染色
　　（Hucker の変法）と墨汁法を実施した．染色標本を示す．
　　推定される菌が形成するのはどれか．

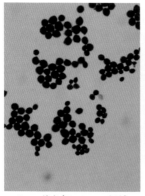

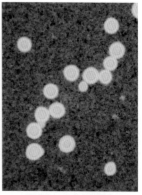

Gram 染色（Hucker の変法）　　　墨汁法による生鮮標本

　　□　① 莢　膜
　　□　② 発芽管
　　□　③ 真正菌糸
　　□　④ 厚膜胞子
　　□　⑤ 分節胞子

8-① （大分生子は皮膚糸状菌などが形成．①*Aspergillus* 属真菌は分生子柄の先
端に分生子頭を形成する．②，④，⑤皮膚糸状菌．③*Cryptococcus neoformans*
は大分生子などの胞子を形成しない），9-① （培養菌は酵母の形態で菌体周囲に厚
い莢膜をもつことから *Cryptococcus* 属真菌と考えられる．②，④発芽管と厚膜胞子
を形成するのは *Candida albicans*．③*Cryptococcus* 属は菌糸（真正菌糸）や胞子
を形成しない．⑤分節胞子（分節型分生子）を形成するのは *Trichosporon* 属など）

10. 輸入真菌症の原因菌はどれか.

- ☐ ① *Coccidioides immitis*
- ☐ ② *Exophiala dermatitidis*
- ☐ ③ *Malassezia furfur*
- ☐ ④ *Rhizopus arrhizus*（*R. oryzae*）
- ☐ ⑤ *Sporothrix schenckii*

10-①（日本に生息していない二形性真菌を選択する．①コクシジオイデス症（コクシジオイドミコーシス，四類感染症）の原因となる．②黒色真菌感染症（クロモミコーシス）．③癜風．④ムーコル症．⑤日本でもみられるスポロトリックス症（スポロトリコーシス）の原因となる二形性真菌）

11　ウイルス

A　DNA ウイルス

　ウイルスの基本構造（ゲノム核酸，カプシド，エンベロープ，スパイク）については 2 章「C ウイルスの構造と性状」を参照.

1　ポックスウイルス科

- 大きさ：250〜300×160〜190 nm（卵形）または 220〜450×140〜260 nm（レンガ状）.
- エンベロープ：もつ.

痘そうウイルス

（1）病原性

　痘そう（天然痘：一類感染症）：1980 年に WHO が根絶宣言.

（2）感染予防

　生物兵器としての使用やバイオテロに備えて，日本や米国などではワクチン（種痘）を確保している.

伝染性軟属腫ウイルス

（1）病原性

　伝染性軟属腫（水いぼ，軟疣）.

2 ヘルペスウイルス科

- 大きさ：直径 120〜200 nm.
- エンベロープ：もつ.

● 単純ヘルペスウイルス（Herpes simplex virus；HSV）

(1) 病原性

①HSV-1（1 型）：口唇ヘルペス，角膜炎・角膜ヘルペス，ヘルペス脳炎，顔面神経麻痺など.

②HSV-2（2 型）：性器ヘルペスウイルス感染症（STD，五類感染症の定点報告疾患）.

(2) 治療

アシクロビル，バラシクロビルなど.

● 水痘-帯状疱疹ウイルス（Varicella-zoster virus；VZV）

(1) 病原性

①水痘〔五類感染症の定点報告疾患（入院例は全数報告疾患）〕，帯状疱疹.

- 空気感染（飛沫核感染）で伝播.
- 初感染時に脊髄後根神経節に潜伏感染し，免疫力低下によって再活性化.

(2) 治療

アシクロビル，バラシクロビルなど.

(3) 感染予防

生ワクチン.

● ヒトサイトメガロウイルス（human cytomegalovirus；HCMV）

(1) 病原性

①肺炎，肝炎，腸炎，網膜炎など：日和見感染.

②先天性 HCMV 感染症（先天異常など）：経胎盤感染.

(2) 治療

ガンシクロビルなど.

🥚 EB ウイルス（Epstein-Barr virus；EBV）

①伝染性単核球症：主として唾液を介した感染.

②悪性腫瘍：Burkitt（バーキット）リンパ腫，上咽頭がん.

🥚 ヒトヘルペスウイルス 6

突発性発疹：五類感染症の定点報告疾患.

3　アデノウイルス科

- ●大きさ：直径 70〜90 nm.
- ●エンベロープ：もたない.

🥚 アデノウイルス

①流行性角結膜炎，急性出血性結膜炎：五類感染症の定点報告疾患（接触感染）.

②咽頭結膜熱：五類感染症の定点報告疾患（飛沫感染や接触感染）.

③急性胃腸炎，下痢症〔おもに経口感染（糞口感染）〕.

4　パピローマウイルス科

- ●大きさ：直径 52〜55 nm.
- ●エンベロープ：もたない.

🥚 ヒトパピローマウイルス（human papilloma virus；HPV）

（1）病原性

尖圭コンジローマ（五類感染症の定点報告疾患），子宮頸がん.

（2）感染予防

①不活化多価ワクチン.

- ・2価ワクチン（HPV-16 型，18 型）：子宮頸がんの予防.
- ・4価ワクチン（HPV-6 型，11 型，16 型，18 型）：子宮頸がんと尖圭コンジローマの予防.

5 ポリオーマウイルス科

- 大きさ：直径 40〜45 nm.
- エンベロープ：もたない.

ヒトポリオーマウイルス（JC ウイルス，BK ウイルス）

①JC ウイルス：進行性多巣性白質脳症に関与.
②BK ウイルス：腎移植後の腎症に関与.

 6 パルボウイルス科

- ゲノム核酸：一本鎖 DNA.
- 大きさ：直径 18〜26 nm.
  - 自然界に存在するウイルスのなかでは最小のグループに入る.
- エンベロープ：もたない.

ヒトパルボウイルス B19（human parvovirus B19；PVB19）

①伝染性紅斑（りんご病）：五類感染症の全数報告疾患.
②先天性 PVB19 感染症（胎児水腫，胎児死亡）：経胎盤感染（垂直感染）.

 7 ヘパドナウイルス科

- 大きさ：直径 40〜48 nm. ● エンベロープ：もつ.
- 向肝臓性（肝向性）ウイルス：肝細胞に感染.
- 逆転写ウイルス：ゲノム核酸の複製時に逆転写反応.

B 型肝炎ウイルス（Hepatitis B virus；HBV）

(1) 病原性

①ウイルス性肝炎（五類感染症の全数報告疾患）：急性肝炎（一部は慢性肝炎，劇症肝炎に移行）.

- 血液媒介感染や母子感染, 医療の現場では針刺し事故が問題.

（2）感染予防

①B 型肝炎（HB）ワクチン：抗原に HBs 抗原を使用.
- 遺伝子組換え HB ワクチン.

（3）治療

①針刺し事故：抗 HBs ヒト免疫グロブリン（HBIG）.
②慢性肝炎：インターフェロンなど.

ウイルス性肝炎

ウイルス性肝炎には A 型肝炎（hepatitis A；HA）, B 型肝炎（hepatitis B；HB）, C 型肝炎（hepatitis C；HC）, D 型肝炎（hepatitis D；HD）, E 型肝炎（hepatitis E；HE）がある. HA と HE は四類感染症, HB, HC, HD は五類感染症の全数報告疾患に指定され, 原因ウイルスには次のような種類と特徴がある.

①A 型肝炎ウイルス（HAV, RNA ウイルス）：汚染食品（カキなどの二枚貝など）や汚染水を介した経口感染によって急性肝炎を起こす.

②B 型肝炎ウイルス（HBV, DNA ウイルス）：血液媒介感染などによって急性肝炎や慢性肝炎を起こす.

③C 型肝炎ウイルス（HCV, RNA ウイルス）：血液媒介感染などによって多くが慢性肝炎を起こし, 肝硬変から肝がんに移行（進展）する.

④D 型肝炎ウイルス（HDV, RNA ウイルス）：血液媒介感染などによって HBV（ヘルパーウイルス）と重複感染を起こす.

⑤E 型肝炎ウイルス（HEV, RNA ウイルス）：汚染食品（イノシシやシカの生肉など）や汚染水を介した経口感染によって急性肝炎を起こす. HE は人獣共通感染症である.

肝炎ウイルスのなかで B 型肝炎ウイルスのみ DNA ウイルス. また, ワクチンがあるのは A 型肝炎, B 型肝炎.

B RNA ウイルス

ウイルスの基本構造（ゲノム核酸，カプシド，エンベロープ，スパイク）は 2 章「C ウイルスの構造と性状」を参照．

オルトミクソウイルス科

● 大きさ：直径 80〜120 nm．
● エンベロープ：もつ．
● 飛沫感染，接触感染で伝播．

インフルエンザウイルス

1．A型インフルエンザウイルス

(1) 性状

① ゲノム RNA：8 分節．

② スパイク：HA（赤血球凝集素）と NA（ノイラミニダーゼ）．

・抗原性の違いをもとに 16 種類の HA（H1〜H16），9 種類の NA（N1〜N9）が知られている．

③ 分類：HA と NA の組み合わせにより H1N1, H2N2, H5N1, H7N9 などの亜型に分類される．

(2) 病原性

① ヒト，鳥類〔カモなどの水禽類（みずとり），ニワトリや七面鳥などの家禽〕，哺乳動物（ブタ，ウマなどの家畜，アザラシなど）に感染．

　　②インフルエンザ（季節性インフルエンザ）：五類感染症の定点報告
　　　疾患.

　　③鳥インフルエンザ（H5N1，H7N9）：二類感染症.

(3) 感染予防

　①不活化多価ワクチン：インフルエンザ HA ワクチン.

　・4 価ワクチン〔A 型 2 株（H1N1，H3N2）と B 型 2 株〕.

(4) 治療

　抗インフルエンザ薬：オセルタミビル，ザナミビルなど.

2．B 型インフルエンザウイルス

(1) 性状

　①ゲノム RNA：8 分節.

　②スパイク：HA（赤血球凝集素）と NA（ノイラミニダーゼ）をも
　　つが亜型はない.

　③分類：HA の抗原性により山形系統とビクトリア系統に分類.

(2) 病原性

　①ヒト，アザラシに感染.

　②インフルエンザ（季節性インフルエンザ）：五類感染症の定点報告
　　疾患.

(3) 感染予防と治療

　A 型インフルエンザウイルスと同様.

3．C 型インフルエンザウイルス

(1) 性状

　①ゲノム RNA：7 分節.

　②スパイク：HEF（赤血球凝集素-エステラーゼ-融合膜タンパク質）
　　をもつが亜型はない.

(2) 病原性

　①ヒトのみに感染.

　②季節性はあまりなく，症状が A 型，B 型に比べて軽い.

パラミクソウイルス科

● 大きさ：直径 150〜250 nm.
● エンベロープ：もつ.

ヒトパラインフルエンザウイルス

(1) 性状

　スパイク：HN（赤血球凝集素–ノイラミニダーゼ），F（膜融合タンパク質）．

(2) 病原性

　①成人：上気道炎（かぜ症状）．

　②乳幼児：クループ（咽頭気管気管支炎），細気管支炎，肺炎．

ムンプスウイルス

(1) 性状

　スパイク：HN（赤血球凝集素–ノイラミニダーゼ），F（膜融合タンパク質）．

(2) 病原性

　①流行性耳下腺炎（おたふくかぜ）：五類感染症の定点報告疾患．

　②合併症：髄膜炎，精巣炎，卵巣炎など．

　・飛沫感染，接触感染で伝播．

(3) 感染予防

　生ワクチン．

麻疹ウイルス

(1) 性状

　スパイク：HA（赤血球凝集素），F（膜融合タンパク質）．

(2) 病原性

　①麻疹（はしか）：五類感染症の全数報告疾患．

　・空気感染（飛沫核感染）で伝播．

　・コプリック斑（白色小斑点）：発疹出現の 1〜2 日前に，口腔内の頬粘膜に生じる．

　②亜急性硬化性全脳炎（遅発性ウイルス感染症）：5〜10 数年の潜伏期間の後に発症．

　・中枢神経に潜伏感染しているウイルスが脳内で変異．

(3) 感染予防

　生ワクチン．

ヒト RS ウイルス

(1) 性状
①スパイク：G（細胞吸着タンパク質），F（膜融合タンパク質）．
②分類：G の抗原性により A 群と B 群に分類．

(2) 病原性
①RS ウイルス感染症：五類感染症の定点報告疾患．
・成人：上気道炎（かぜ症状）．
・乳幼児：インフルエンザ様の症状（細気管支炎や肺炎）．

(3) 感染予防
抗 RS ウイルスヒト化モノクローナル抗体：発症するリスクが高い小児（受動免疫を付与するものでワクチンではない）．

レトロウイルス科

- ●大きさ：直径 80〜100 nm．
- ●エンベロープ：もつ．
- ●スパイク：SU（膜結合タンパク質）と TM（膜貫通タンパク質）の結合体．
- ●逆転写酵素（reverse transcriptase）をもつ．
- ●標的細胞（感染細胞）：CD4 陽性リンパ球（T4 リンパ球）．
  - ・ゲノム RNA から逆転写された DNA が T4 リンパ球の染色体に組み込まれる．

ヒト T 細胞白血病ウイルス（human T-cell leukemia virus 1；HTLV-1）

(1) 性状
感染した T4 リンパ球をがん化させる．

(2) 病原性
①成人 T 細胞白血病（adult T-cell leukemia；ATL）．
②感染経路：母乳による母子感染，輸血，性行為感染．
・重要な感染経路は母乳感染で，感染から発病までの潜伏期間は 40 年以上となる．

ヒト免疫不全ウイルス（human immunodeficiency virus；HIV）

(1) 性状

①プロテアーゼをもつ.

②インテグラーゼをもつ.

③感染した T4 リンパ球を破壊する.

(2) 病原性

①後天性免疫不全症候群〔acquired immunodeficiency syndrome；AIDS（五類感染症の全数報告疾患）〕.

②感染経路：性行為感染，血液媒介感染，母子感染（胎内感染，産道感染，母乳感染）.

(3) 治療

抗 HIV 薬：逆転写酵素阻害薬，プロテアーゼ阻害薬，インテグラーゼ阻害薬.

 フラビウイルス科

 フラビウイルス属

- 大きさ：直径 40〜60 nm.
- エンベロープ：もつ.
- ベクター感染：カ（蚊）.

 後天性免疫不全症候群（acquired immunodeficiency syndrome；AIDS）

HIV 感染後 2〜4 週目に感冒様症状を示す. この時期には HIV 抗体は検出できないが，RT-PCR による検出は可能である. 症状は数週間で消失し，臨床的には無症状期に入る. 成人では 8〜10 年，小児では 3 年ほどである. 無症状期においてもウイルスは活発に増殖を続け，次第にリンパ節腫脹が目立ってくる. この時期の 1 回のウイルス増殖時間は 26 日ほどで，1 個のウイルスから 1,000〜10,000 個の新たなウイルスが増殖・放出される. そして，T4 リンパ球の破壊・減少に伴う免疫能の低下が進み，日和見感染，リンパ腫などの悪性腫瘍，さらには認知機能低下などの神経症状がみられる. 感染予防ワクチンはない.

1．日本脳炎ウイルス
(1) 性状
ベクター：コガタアカイエカなど．
(2) 病原性
日本脳炎（四類感染症）．
(3) 感染予防
不活化ワクチン．

2．デングウイルス
(1) 性状
ベクター：ネッタイシマカ，ヒトスジシマカなど．
(2) 病原性
デング熱（四類感染症）．

3．ウエストナイルウイルス
(1) 性状
ベクター：アカイエカ，チカイエカなど．
(2) 病原性
ウエストナイル熱，ウエストナイル脳炎（四類感染症）．

4．黄熱ウイルス
(1) 性状
ベクター：ネッタイシマカなど．
(2) 病原性
黄熱（四類感染症）．
(3) 感染予防
生ワクチン．

5．ジカウイルス
(1) 性状
ベクター：ネッタイシマカ，ヒトスジシマカなど．
(2) 病原性
ジカウイルス感染症〔ジカ熱（四類感染症）〕．

🔘 ヘパシウイルス属

- ●大きさ：直径 55〜65 nm．
- ●エンベロープ：もつ．

1．C 型肝炎ウイルス（Hepatitis C virus；HCV）

(1) 病原性

C 型肝炎（五類感染症の全数報告疾患）：多くが慢性肝炎．

(2) 治療

①リバビリン，インターフェロン（α，β）．

・ワクチンは開発されていない．

 トガウイルス科

●大きさ：直径 40〜60 nm．
●エンベロープ：もつ．

 アルファウイルス属

●ベクター感染：ネッタイシマカ，ヒトスジシマカなど．

1．東部ウマ脳炎ウイルス

東部ウマ脳炎（四類感染症）．

2．西部ウマ脳炎ウイルス

西部ウマ脳炎（四類感染症）．

3．ベネズエラウマ脳炎ウイルス

ベネズエラウマ脳炎（四類感染症）．

4．チクングニアウイルス

チクングニア熱（四類感染症）．

 ルビウイルス属

1．風疹ウイルス

(1) 性状

ヒトのみに感染．

(2) 病原性

①風疹：五類感染症の全数報告疾患．

・飛沫感染，接触感染．

②先天性風疹症候群（先天性心疾患，難聴，白内障）：五類感染症の
全数報告疾患．

・経胎盤感染．

(3) 感染予防

生ワクチン.

6　レオウイルス科

- ●ゲノム核酸：二本鎖 RNA.
- ●大きさ：直径 60〜100 nm.
- ●エンベロープ：もたない.

ロタウイルス

(1) 性状

①ゲノム RNA：11 分節.

②血清群：A〜G の 7 群.

・ヒトに感染するのは A，B，C 群（主に A 群）.

(2) 病原性

感染性胃腸炎（五類感染症の定点報告疾患）：冬季乳幼児嘔吐下痢症.

(3) 感染予防

生ワクチン.

7　カリシウイルス科

- ●大きさ：直径 30〜38 nm.
- ●エンベロープ：もたない.

ノロウイルス属

1．ノーウォークウイルス

(1) 性状

上水に含まれる塩素に抵抗性.

(2) 病原性

①胃腸炎（嘔吐・下痢）：年齢を問わず成人にも小児にも起こる.

・五類感染症の定点報告疾患.

・冬季の集団発生が多い.

・ウイルス性食中毒の 90% を占める.

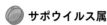 **サポウイルス属**

1．サッポロウイルス

①胃腸炎（嘔吐・下痢）：主に乳幼児，小児に起こる．

・五類感染症の定点報告疾患．

・年間を通じて発生し，集団例より散発例が多い．

 # アストロウイルス科

●大きさ：直径 20〜30 nm．
●エンベロープ：もたない．

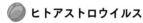 **ヒトアストロウイルス**

①胃腸炎（嘔吐・下痢）：主に乳幼児に起こる．

・五類感染症の定点報告疾患．

 # ピコルナウイルス科

●大きさ：直径 20〜30 nm．
●エンベロープ：もたない．

 エンテロウイルス属

1．ポリオウイルス

(1) 病原性

急性灰白髄炎（ポリオ）：二類感染症．

(2) 感染予防

不活化ワクチン．

2．コクサッキーウイルス

(1) 分類

A 群と B 群に分類される．

(2) 病原性

①手足口病（五類感染症の定点報告疾患），ヘルパンギーナ（五類感染症の定点報告疾患）：A 群．

②髄膜炎，脳炎：A群とB群．

③流行性筋痛症，心疾患（心筋炎，心筋症）：B群．

3．エコーウイルス

髄膜炎，胃腸炎．

4．ヒトエンテロウイルス70

急性出血性結膜炎．

5．ヒトエンテロウイルス71

①手足口病（五類感染症の定点報告疾患）．

②髄膜炎，脳炎．

◉ ライノウイルス属

1．ライノウイルス

鼻かぜ様上気道炎．

◉ ヘパトウイルス属

1．A型肝炎ウイルス（Hepatitis A virus；HAV）

(1) 病原性

①A型肝炎（四類感染症）：急性肝炎．

・経口感染．

(2) 感染予防

不活化ワクチン．

◉ パレコウイルス属

1．ヒトパレコウイルス

①上気道炎（咳，鼻水，発熱）．

②胃腸炎（下痢，嘔吐）．

・主に乳幼児，小児．

🧪10 コロナウイルス科

- ●大きさ：直径約100 nm．
- ●エンベロープ：もつ．
- ●王冠（crown）に似たスパイク：S蛋白質．

ヒトコロナウイルス

かぜ症候群：鼻炎，上気道炎，気管支炎，咽頭炎など．

SARS コロナウイルス

重症急性呼吸器症候群（severe acute respiratory syndrome；SARS）：二類感染症．

MERS コロナウイルス

中東呼吸器症候群（middle east respiratory syndrome；MERS）：二類感染症．

新型コロナウイルス〔SARS コロナウイルス 2（SARS-CoV-2）〕

新型コロナウイルス感染症〔Coronavirus disease-19（COVID-19）〕：新型インフルエンザ等感染症．2019 年に発生した新型コロナウイルス感染症．

 SARS と MERS

①SARS：2002 年 11 月，中国の広東省で重篤な呼吸器症状を呈する急性感染症が突然流行し，重症急性呼吸器症候群（SARS）と命名された．中国政府の情報開示の遅れから，SARS は短期間でベトナム，シンガポール，カナダのトロントなどに伝播し，北京や天津などの中国東北地方と台湾で大流行となった．2003 年 7 月に終息したが，流行した 9 カ月間に 30 カ国で 8,000 人以上の患者と 800 人以上の死者（致死率約 9％）を出した．原因ウイルスは，ヒトコロナウイルスが変異した変異型コロナウイルス（SARS コロナウイルス）であり，自然宿主は何らかの野生動物（コウモリの可能性が高い）と考えられている．

②MERS：2012 年 9 月，英国からサウジアラビアやアラブ首長国連邦などの中東地域への渡航歴がある重症肺炎患者から新種のコロナウイルスが分離され，後に中東呼吸器症候群（MERS）と命名された．中東地域に居住あるいは渡航歴のある人に MERS の症例が継続的に報告されている（致死率約 35％）．原因ウイルスは，ヒトコロナウイルスが変異した変異型コロナウイルス（MERS コロナウイルス）であり，自然宿主はヒトコブラクダである．家族間，感染対策が不十分な医療機関などでの限定的なヒトからヒトへの感染も報告されている．

フィロウイルス科

- ●形態：ひも状の長い構造で，U型，コイル型などの多形性を示す．
- ●大きさ：直径約80nm，長さは500〜1,400nm.
- ●エンベロープ：もつ．

🔵 マールブルグウイルス

①マールブルグ病：一類感染症．
- ・接触感染によって感染し，重症肝障害，播種性血管内凝固症候群（DIC），ショックを起こす．致死率は24〜88％．

🔵 エボラウイルス

①エボラ出血熱（エボラウイルス病）：一類感染症．
- ・接触感染によって感染し，多臓器不全を起こす．致死率は70〜80％．

 アレナウイルス科

- ●大きさ：直径50〜300nmで多形性．
- ●エンベロープ：もつ．

🔵 ラッサウイルス

①ラッサ熱：一類感染症．
- ・マストミス（齧歯類）の唾液，排泄物から感染し，出血症状，ショックを起こす．致死率は重症例で5〜20％．

13 **ブニヤウイルス科**

> ●大きさ：直径 80〜120 nm.
> ●エンベロープ：もつ.

ハンタウイルス属

1．ハンターンウイルス

①腎症候出血熱：四類感染症.

・ネズミの体液や排泄物から感染し，発熱，出血症状，腎不全を起こす.

2．シンノンブレウイルス

①ハンタウイルス肺症候群：四類感染症.

・ネズミの排泄物から感染し，かぜ症状から呼吸困難などを起こす.

ナイロウイルス属

1．クリミア・コンゴ出血熱ウイルス

①クリミア・コンゴ出血熱：一類感染症.

・ダニや感染動物（ヒツジやヤギ）を介して感染し，出血症状，ショック，腎不全を起こす．致死率は 10〜50％.

フレボウイルス属

1．リフトバレー熱ウイルス

①リフトバレー熱：四類感染症.

・感染動物（ウシ，ヒツジ，ヤギ）からカを介して感染し，発熱，筋肉痛，出血症状，黄疸を起こす.

2．重症熱性血小板減少症候群ウイルス

①重症熱性血小板減少症候群（SFTS）：四類感染症.

・マダニを介して感染し，発熱，消化器症状（嘔吐，下痢など），神経症状，出血症状などを起こす．検査所見では白血球と血小板が減少．致死率は 6.3〜30％.

14　ラブドウイルス科

- 形態：砲弾状.
- 大きさ：約 75×180 nm.
- エンベロープ：もつ.

 リッサウイルス属

1．狂犬病ウイルス

(1) 病原性

狂犬病：四類感染症.

(2) 感染予防

不活化ワクチン.

2．狂犬病ウイルス以外のリッサウイルス

(1) 病原性

①リッサウイルス感染症（狂犬病と同様の症状）：四類感染症.
　・臨床症状で狂犬病と区別することは困難.

(2) 感染予防

不活化ワクチン（狂犬病と同様）.

C　その他のウイルス

学習の目標

☐ バクテリオファージ
☐ ビルレントファージ
☐ テンペレートファージ
☐ 形質導入

バクテリオファージ

- ゲノム核酸：DNA または RNA.
- 大きさ：24〜120 nm（形態は多様）.
- 細菌を宿主細胞として感染増殖.
- 形質導入：感染した細菌の DNA をファージ粒子内に取り込み，次に感染した細菌細胞内に DNA を導入する.

ビルレントファージ

溶菌：宿主細菌に感染増殖して溶菌させる.

テンペレートファージ

①溶原性：ファージ DNA が宿主細胞の染色体に組み込まれる.
・細菌染色体とともに複製し娘細胞に受け継がれる（溶原化）.
②ファージ変換（溶原変換）：ファージの溶原化に伴って宿主細菌の表現型が変化する.

12　プリオン

 ## プリオン蛋白質（Prion protein；PrP）

● 生物ではないので DNA や RNA をもたない.

正常プリオン蛋白質（normal cellular PrP；PrP^C）

①αヘリックス構造.
・1本のポリペプチド鎖が規則正しくらせん状に巻かれている構造.
②健常人や動物の脳，神経細胞などでみられる.
③プロテアーゼ（蛋白分解酵素）で分解される.

異常プリオン蛋白質（scrapie PrP；PrP^{Sc}）

● scrapie（スクレイピー）：ヒツジやヤギのプリオン病という意味.

（1）性状
①βシート構造.
・2本の平行状態のペプチド鎖が水素結合によって固定されている構造.
②プロテアーゼ抵抗性.
③PrP^Cが変異したもので感染性がある.
④通常の高圧蒸気滅菌（121℃，15〜20分間）では不活化できない.

（2）病原性
①クロイツフェルト・ヤコブ病（Creutzfeldt–Jakob disease；CJD）：五類感染症.
・中枢神経系に PrP^{Sc} が蓄積することによって発症する致死性疾患.
②ウシ海綿状脳炎.

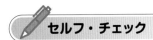

セルフ・チェック

A 次の文章で正しいものに○，誤っているものに×をつけよ．

　　　　　　　　　　　　　　　　　　　　　　　　　　　○　×

1. ヘルペスウイルス，パピローマウイルス，パルボウイルスは RNA ウイルスである．　□　□
2. 水痘−帯状疱疹ウイルスと麻疹ウイルスは空気感染を起こす．　□　□
3. インフルエンザウイルスは DNA ウイルスである．　□　□
4. B 型肝炎ウイルスは RNA ウイルスである．　□　□
5. ヒトパピローマウイルスは子宮頸がんの発症に関与する．　□　□
6. ヒトパルボウイルス B19 は垂直感染を起こす．　□　□
7. アデノウイルスは接触感染して流行性角結膜炎を起こす．　□　□
8. ヒト RS ウイルスは伝染性単核球症を起こす．　□　□
9. HAV と HEV は血液媒介感染して急性肝炎を起こす．　□　□
10. HCV の感染予防に不活化ワクチンが用いられる．　□　□
11. 鳥インフルエンザ（H5N1）は四類感染症である．　□　□
12. ムンプスウイルスは流行性耳下腺炎の起因病原体である．　□　□
13. 麻疹ウイルスは亜急性硬化性全脳炎を起こす．　□　□
14. HIV の標的細胞は B リンパ球である．　□　□
15. ヒト T 細胞白血病ウイルスは成人 T 細胞白血病を起こす．　□　□
16. 黄熱ウイルスは飛沫感染でヒトからヒトへの感染を起こす．　□　□
17. 先天性風疹症候群は五類感染症である．　□　□
18. ロタウイルスやノロウイルスはエンベロープをもつ．　□　□

A 1−×（DNA ウイルス），2−○（空気感染＝飛沫核感染），3−×（RNA ウイルス），4−×（DNA ウイルス），5−○，6−○（経胎盤感染＝垂直感染），7−○，8−×（上気道炎や肺炎を起こす．伝染性単核球症は EB ウイルス），9−×（経口感染．血液媒介感染は HBV，HCV，HDV），10−×（ワクチンはない），11−×（二類感染症），12−○，13−○，14−×（T4 リンパ球），15−○，16−×（ネッタイシマカなどによるベクター感染），17−○，18−×（下痢原性ウイルスはエンベロープをもたない）

19. ポリオウイルスは手足口病を起こす． □　□
20. SARS と MERS の起因病原体はコロナウイルスである． □　□
21. プリオンは DNA をもつ． □　□

B

1．DNA ウイルスはどれか．
　　□　① 風疹ウイルス
　　□　② デングウイルス
　　□　③ エボラウイルス
　　□　④ A 型肝炎ウイルス
　　□　⑤ B 型肝炎ウイルス

2．インフルエンザウイルスに認められるのはどれか．**2つ選べ．**
　　□　① RNA
　　□　② カプシド
　　□　③ リボソーム
　　□　④ ミトコンドリア
　　□　⑤ ペプチドグリカン層

3．ヘルペスウイルス科に属するのはどれか．
　　□　① B 型肝炎ウイルス
　　□　② アデノウイルス
　　□　③ 水痘-帯状疱疹ウイルス
　　□　④ ヒトパピローマウイルス
　　□　⑤ ヒトパルボウイルス B19

19-×（急性灰白髄炎（ポリオ）を起こす．手足口病はコクサッキーウイルスや
ヒトエンテロウイルス 71），20-○，21-×（生物ではなく蛋白質粒子であるた
め核酸をもたない．五類感染症）
B　1-⑤（①〜④RNA ウイルス），2-①と②（③ウイルスは蛋白合成を行うこ
とができない．④真核生物がもつ．⑤細菌の細胞壁成分），3-③（①ヘパドナ
ウイルス科．②アデノウイルス科．④パピローマウイルス科．⑤パルボウイルス
科）

4．結核と同じ感染経路別予防策が必要な疾患はどれか．
- ☐ ① 水　痘
- ☐ ② 梅　毒
- ☐ ③ 風　疹
- ☐ ④ コレラ
- ☐ ⑤ デング熱

5．ウイルスと疾患の組合せで正しいのはどれか．**2つ選べ**．
- ☐ ① EB ウイルス――――――――伝染性単核球症
- ☐ ② ロタウイルス―――――――――乳児嘔吐下痢症
- ☐ ③ ポリオウイルス――――――――急性胃腸炎
- ☐ ④ ヒトコロナウイルス―――――流行性角結膜炎
- ☐ ⑤ ヒトパルボウイルス B19――手足口病

6．レトロウイルス科に属するのはどれか．
- ☐ ① アデノウイルス
- ☐ ② ヒトサイトメガロウイルス
- ☐ ③ EB ウイルス
- ☐ ④ HTLV-1
- ☐ ⑤ RS ウイルス

7．インフルエンザウイルスの主な感染経路はどれか．**2つ選べ**．
- ☐ ① 接触感染
- ☐ ② 飛沫感染
- ☐ ③ 空気感染
- ☐ ④ 血液感染
- ☐ ⑤ 経口感染

4-①（①空気感染（飛沫核感染）で伝播する．②接触感染（性感染症）．③飛沫感染，接触感染．④経口感染．⑤ベクター感染），5-①と②（③急性灰白髄炎．④かぜ症候群．流行性角結膜炎はアデノウイルス．⑤伝染性紅斑．手足口病はコクサッキーウイルスとヒトエンテロウイルス 71），6-④（HTLV-1＝ヒト T 細胞白血病ウイルス．①アデノウイルス科．②，③ヘルペスウイルス科．⑤パラミクソウイルス科），7-①と②（③空気感染で伝播するのは水痘-帯状疱疹ウイルス，麻疹ウイルス，結核菌）

8. 垂直感染を起こすのはどれか. 2つ選べ.
　　□　① 風疹ウイルス
　　□　② 麻疹ウイルス
　　□　③ ムンプスウイルス
　　□　④ EB ウイルス
　　□　⑤ ヒトサイトメガロウイルス

9. 流行性角結膜炎の主な感染経路はどれか.
　　□　① 空気感染
　　□　② 経口感染
　　□　③ 血液感染
　　□　④ 接触感染
　　□　⑤ 飛沫感染

10. ウイルスと疾患の組合せで正しいのはどれか.
　　□　① エコーウイルス————————肺　炎
　　□　② コクサッキーウイルス————伝染性紅斑
　　□　③ コロナウイルス————————重症急性呼吸器症候群
　　□　④ ライノウイルス————————ヘルパンギーナ
　　□　⑤ ロタウイルス————————狂犬病

11. プリオンの構成要素はどれか.
　　□　① RNA
　　□　② 蛋白質
　　□　③ リポ多糖
　　□　④ プラスミド
　　□　⑤ バクテリオファージ

8-①と⑤（②空気感染, ③飛沫感染や接触感染, ④唾液を介した感染）, 9-④（ア
デノウイルスが起因病原体）, 10-③（③SARS コロナウイルスによる. ①髄膜炎
や胃腸炎. ②手足口病, ヘルパンギーナ, 髄膜炎など. 伝染性紅斑はヒトパルボ
ウイルス B19. ④鼻かぜ様上気道炎. ヘルパンギーナはコクサッキーウイルス.
⑤冬季乳幼児嘔吐下痢症. 狂犬病は狂犬病ウイルス）, 11-②（プリオンは生物で
はない. ①ゲノム核酸を含まない. ③グラム陰性細菌外膜の成分. ④細菌や一部
の酵母の細胞質性 DNA 分子. ⑤細菌に感染するウイルス）

12. プリオン蛋白が病原因子となる疾患はどれか. **2つ選べ.**

□ ① 急性灰白髄炎

□ ② ウシ海綿状脳炎

□ ③ Burkitt リンパ腫

□ ④ 亜急性硬化性全脳炎

□ ⑤ Creutzfeldt–Jakob 病

12–②と⑤ （①ポリオウイルス, ③EB ウイルス, ④麻疹ウイルス）

13 検査法

A 基本技術

> **学習の目標**
> □ 無菌操作技術 □ 滅菌・消毒の技術

 無菌操作技術

1. バイオハザードの防止（微生物を含むエアロゾルの拡散防止）

(1) エアロゾルの発生する主な操作

①検査材料や微生物浮遊液の遠心分離.

②希釈，混合操作：ピペット操作，ミキサー操作など.

③白金線，白金耳の使用：培地への細菌の接種，塗抹標本の作製，無菌処理時の火炎滅菌など.

(2) 防止法

①安全キャビネット内で操作.

②空気の流通制御が可能な専用実験室・検査室内で操作.

2. 検査結果の保証（正しい検査結果を得る）

(1) 培養検査の結果に影響する要因

①コンタミネーション（汚染）：検査材料や培地への他の微生物の混入，汚染.

(2) 防止法（無菌操作）

①ガスバーナーによる白金線，白金耳，試験管口などの確実な火炎滅菌.

②実験室・検査室の扉，窓の閉鎖による落下細菌の混入防止.

 滅菌・消毒の技術

1. 無菌操作に用いる器具の滅菌

(1) 試験管，フラスコ類

①使用前：乾熱滅菌.

②使用時（栓，キャップの開閉時）：口の部分の火炎滅菌.

（2）白金線，白金耳

①使用前：先端をガスバーナーの外炎（酸化炎）で十分に焼き，続いて全体も外炎を通過させて火炎滅菌．

②使用後：最初に先端〜中央の部分を内炎（還元炎）に入れて水分を蒸発させ，続いて外炎で十分に焼く．

2．実験台（作業テーブル）の消毒

（1）消毒薬（消毒用エタノールなど）の噴霧・拭き取り

①使用前：無菌操作の妨げになる環境菌などを死滅させる．

②使用後：操作中に実験台を汚染した微生物を死滅させる．

B　検体検査法とその技術

学習の目標

- □ 検体の採取と保存
- □ 検体の肉眼的観察
- □ 塗抹検査
- □ 検体の前処理
- □ 分離培養
- □ 同定検査
- □ 薬剤感受性検査

 患者・検体情報の収集

1．患者情報

性別，年齢，現病歴，既往歴など．

2．検体情報

①検体の種類：血液，髄液，尿，喀痰，咽頭・鼻腔粘液，糞便，膿・分泌物・体腔液，胆汁・胃液など．

②検体の肉眼的外観．

 主な検体の採取と保存

- 検体取り扱い時の注意点：無菌操作と感染防止．
- 通常無菌的な検体（血液，髄液など）：菌が検出されれば原因菌と推定．

1．採取容器類と保存条件

（1）一般細菌と抗酸菌（PCR 検査を含む）の培養検査

①呼吸器：

- 喀痰：滅菌痰容器．保存は冷蔵庫（4～8℃）．
- 咽頭，鼻腔拭い液：滅菌綿棒（スワブ）．保存は冷蔵庫（4～8℃）．
- 気管支鏡下採痰：滅菌試験管．保存は冷蔵庫（4～8℃）．

②尿路：

- 中間尿：滅菌試験管．保存は冷蔵庫（4～8℃）．

③消化器：

- 便：採便容器，滅菌綿棒．保存は冷蔵庫（4～8℃）．

  ＊綿棒で採取した場合は保存培地を使用．

  ＊*Vibrio parahaemolyticus* などの *Vibrio* 属細菌は低温で死滅しや
  すいため室温（15～20℃）での保存が望ましい．
- 胆汁：滅菌試験管または嫌気性菌専用容器（嫌気ポーターなど）．
  保存は冷蔵庫（4～8℃）．
- 胃壁：ヘリコバクター専用容器．保存は冷蔵庫（4～8℃）．

④血液，穿刺液：

- 血液：血液培養ボトル．保存は孵卵器（35～37℃）．

  ＊培地量の 1/10～1/5 量を好気用，嫌気用ボトルに接種．
- 髄液：滅菌試験管，嫌気性菌専用容器（嫌気ポーターなど）．保存
  は冷蔵庫（4～8℃）．

  ＊*Neisseria meningitidis* を疑う場合の保存は孵卵器（35～37℃）．
- 胸水，腹水，穿刺液など：滅菌試験管．保存は冷蔵庫（4～8℃）．

⑤膿，分泌液：

- 眼，耳，創傷など：滅菌綿棒．嫌気性菌専用容器（嫌気ポーター
  など），輸送培地，滅菌試験管など．保存は冷蔵庫（4～8℃）．

  ＊*Neisseria gonorrhoeae* を疑う場合は速やかな培養が望ましい．
  保存は孵卵器（35～37℃）．

⑥臓器，組織：

- リンパ節，皮膚など：滅菌試験管．保存は冷蔵庫（4～8℃）．

⑦カテーテル先端（カテ先）：

- カテ先，中心静脈栄養（IVH），人工弁：滅菌試験管（試験管）ま
  たは滅菌容器．保存は冷蔵庫（4～8℃）．

（2）細菌抗原検査

①腸管出血性大腸菌 O-157，ベロ毒素：

・便：嫌気性菌専用容器（嫌気ポーターなど）．保存は冷蔵庫（4〜8℃）．

②*Clostridioides difficile*：
・便：嫌気性菌専用容器（嫌気ポーターなど）．保存は冷蔵庫（4〜8℃）．

③*Helicobacter pylori*：
・便：専用容器．保存は室温（15〜20℃）．

④A 群溶連菌（*Streptococcus pyogenes* など）：
・咽頭拭い液：滅菌綿棒．保存は冷蔵庫（4〜8℃）．

⑤*Escherichia coli*，*Haemophilus influenzae*，*Neisseria meningitidis*，*Streptococcus pneumoniae*：
・髄液：滅菌試験管．保存は冷蔵庫（4〜8℃）または冷凍庫（−18℃）．

⑥*Streptococcus pneumoniae*：
・喀痰，咽頭拭い液：滅菌痰容器，滅菌綿棒．保存は冷蔵庫（4〜8℃）．

⑦*Legionella pneumophila*，*Streptococcus pneumoniae*：
・尿：滅菌試験管．保存は冷蔵庫（4〜8℃）．

⑧*Neisseria gonorrhoeae*：
・尿：滅菌試験管．保存は冷蔵庫（4〜8℃）．
・分泌物：滅菌綿棒．保存は冷蔵庫（4〜8℃）．

3 検体の肉眼的観察と評価

1．肉眼的観察

色調，形状，臭気などから病原体の種類を推測できる場合があり，同定検査の方針を決める目安となる．

2．肉眼的観察による検体の品質評価（検査の適否の判断）

喀痰には粘液性から膿性と品質にばらつきがあり，粘性部分と膿性部分の割合を評価基準（品質基準）とした Miller & Jones の分類（表13-1）が用いられる．膿性痰（P1〜P3）が検査に適している．

4 塗抹検査

1．塗抹検査〔顕微鏡検査（鏡検）〕

①塗抹標本の作製と染色による塗抹検査は短時間で実施でき，手技

表 13-1　喀痰の肉眼的品質評価（Miller & Jones の分類）

分類	喀痰の性状	検査の適否
M1	唾液，完全な粘液性痰	×
M2	粘液性痰に少量の膿性痰を含む	×
P1	膿性部分が全体の 1/3 以下	○
P2	膿性部分が全体の 1/3～2/3	○
P3	膿性部分が全体の 2/3 以上	○

M：mucinous
（粘液性の），
P：purulent
（膿性の）.

も簡単である.

②菌数が 10^5/mL 以上でないと検出されない可能性がある.

③特殊染色を行わないと検出できない菌がある.

(1) 通常無菌の検体の塗抹検査

染色性と形態から菌種が推定可能な場合がある.

①髄液（髄膜炎の原因菌検索）：

・グラム陽性酵母様細胞，墨汁染色（墨汁法）で莢膜構造を確認：*Cryptococcus* 属真菌を推定.

・グラム陽性双球菌で菌体周囲が抜けてみえる：*Streptococcus pneumoniae* を推定.

・グラム陽性ブドウ状の球菌：*Staphylococcus* 属細菌の可能性.

・グラム陽性短桿菌：*Listeria* 属細菌の可能性.

・グラム陰性桿菌（院内感染の疑い）：腸内細菌科細菌，*Pseudomonas* 科細菌（*Pseudomonas aeruginosa* など）の可能性.

・グラム陰性の多形性球桿菌（小児，高齢者で市中感染の疑い）：*Haemophilus influenzae* の可能性.

・グラム陰性双球菌（市中感染の疑い）：*Neisseria meningitidis* を推定.

②関節液：

・グラム陰性双球菌：*Neisseria gonorrhoeae* を推定.

(2) 常在菌が存在する検体の塗抹検査

白血球がみられる場合は感染症の可能性があり，同一と考えられる細菌が多数を占める場合は，その菌による感染が疑われる.

白血球に貪食されている菌は感染症の原因菌としての意義が高い.

①呼吸器系検体：

・グラム陽性双球菌で菌体周囲が抜けてみえる：*Streptococcus pneumoniae* を推定.

- 群がったグラム陽性球菌：*Staphylococcus* 属細菌を推定.
- 分岐状の長いグラム陽性桿菌，Kinyoun 染色で抗酸性：*Nocardia* 属細菌を推定.
- Ziehl-Neelsen 法で抗酸性の桿菌：*Mycobacterium* 属細菌を推定.
- グラム陰性双球菌で好中球内に貪食されている：*Moraxella catarrhalis* を推定.
- グラム陰性の球桿菌：*Acinetobacter* 属細菌を推定.
- グラム陰性の多形性球桿菌：*Haemophilus influenzae* を推定.
- やや太いグラム陰性桿菌で菌体周囲が抜けてみえる：*Klebsiella pneumoniae* を推定.

②泌尿器系検体：
- 群がったグラム陽性球菌：*Staphylococcus* 属細菌を推定.
- 円形～楕円形で単在または短い連鎖を形成したグラム陽性球菌：*Enterococcus* 属細菌を推定.
- グラム陰性の球桿菌：*Acinetobacter* 属細菌を推定.
- グラム陰性双球菌で好中球内に貪食：*Neisseria gonorrhoeae* を推定.

③消化器系検体：
- 大きなグラム陽性桿菌で亜端在性の芽胞が抜けてみえるものがある：*Clostridioides difficile* を推定.
　＊長期間抗菌薬投与後で問題になることが多い.

2．塗抹検査による検体の評価

　塗抹検査は喀痰の顕微鏡的評価に有用で，白血球と上皮細胞の数を評価基準（品質基準）とした Geckler の分類（**表 13-2**）が用いられる．100 倍の鏡検で白血球を優位に認め（＞25/1 視野），上皮細胞の混入が少ないもの（＜10～25/1 視野）を良質と評価する．グループ 4，5 に分類される喀痰は，通常，培養検査を行う意義が高い．

3．塗抹検査による菌数の表現

　塗抹検査では，検体（喀痰・膿・髄液・尿・穿刺液など）をスライドガラスに塗抹して Gram 染色を行い，細菌の有無（菌陽性・菌陰性）と菌数（1＋，2＋，3＋，4＋）を**表 13-3** のように表す．結核菌の塗抹検査では，以前はガフキー号数に従って検体中の結核菌の概数を表現していた．現在は国際的な基準に合わせ，**表 13-4** に示した鏡検における検出菌数記載法が用いられている．

表13-2 喀痰の顕微鏡的品質評価（Gecklerの分類）

グループ	1視野あたりの細胞数（100倍）		検査の適否
	白血球	扁平上皮細胞	
1	<10	>25	唾液など口腔・上気道分泌物の汚染を受けている．通常は培養検査を行う意義が低い．
2	10〜25	>25	
3	>25	>25	
4	>25	10〜25	炎症部由来の部分が多く，培養検査に適している．
5	>25	<10	
6	<25	<25	経気管吸引痰では検査に適する．

表13-3 Gram染色標本の鏡検（1,000倍）による菌数の記載法

記載法	1視野あたりの菌数
1+	<1
2+	1〜5
3+	6〜30
4+	>30

表13-4 鏡検における検出菌数記載法

記載法	蛍光法（auramine法）（200倍）	Ziehl-Neelsen法（1,000倍）	相当するガフキー号数
−	0/30視野	0/300視野	G0
±	1〜2/30視野	1〜2/300視野	G1
1+	1〜19/10視野	1〜9/100視野	G2
2+	≧20/10視野	≧10/100視野	G5
3+	≧100/1視野	≧10/1視野	G9

G0は便宜的な表記で，ガフキー表に0はない．

 ガフキー号数

ガフキー号数は，ガフキー表によって喀痰中の結核菌の量を表したものである．ガフキーの所見はZiehl-Neelsen法で染色した標本を500倍の視野で鏡検し，10段階で表す．
G1（Ⅰ）：全視野に1〜4，G2（Ⅱ）：数視野に1，G3（Ⅲ）：1視野に1，G4（Ⅳ）：1視野に2〜3，G5（Ⅴ）：1視野に4〜6，G6（Ⅵ）：1視野に7〜12，G7（Ⅶ）：1視野に13〜25，G8（Ⅷ）：1視野に26〜50，G9（Ⅸ）：1視野に51〜100，G10（Ⅹ）：1視野に101以上．
以前は塗抹検査の結果をガフキー号数で表していたが，菌数が塗抹の厚薄などによって変動するため，このような細かい分類の意義が低くなってきた．そのため，−〜3+の簡便な記載法に改められた．

5 前処理

1．前処理の目的

　検体を前処理することで，目的細菌の分離培養の効率をよくする．

（1）化学的処理

①水酸化ナトリウム溶液などの化学薬品による処理：検体中に含まれる雑菌の除去（汚染の軽減）．

②蛋白分解酵素（プロテアーゼ）などの酵素剤による処理：粘稠性の高い検体（喀痰など）の均質化．

（2）加熱処理

①細菌芽胞の分離：

・80〜100℃，5〜30分の加熱：各種臨床材料や食品からの有芽胞菌（*Bacillus* 属，*Clostridium* 属細菌など）の芽胞の分離．

②雑菌の除去：

・50℃，20〜30分の加熱：水中の *Legionella* 属細菌検出のための濾過濃縮水の加熱．

　＊公衆浴場などの水質管理．

（3）増菌培養

①菌数が少ない検体からの菌の検出（非選択的増菌）：

・非選択増菌培地：臨床用チオグリコレート培地，ハートインフュージョンブロス，ブレインハートインフュージョンブロス，トリプチケースソイブロス，GAM 半流動培地，HK 半流動培地など．

②細菌が混在する検体中の目的細菌の増殖（選択的増菌）：

・選択増菌培地：パイク（Pike）培地（*Streptococcus pyogenes* などの溶血性レンサ球菌），セレナイト培地（*Salmonella* 属細菌），アルカリペプトン水（*Vibrio* 属細菌）など．

2．喀痰の前処理

　喀痰の抗酸菌培養検査では，雑菌除去と均質化のための前処理が必要である．代表的な方法は N-アセチル-L-システイン-水酸化ナトリウム液（NALC-NaOH）による雑菌除去，プロテアーゼ〔セミアルカリプロテアーゼ（SAP）〕による均質化で，NALC-NaOH と SAP を併用する場合がある．

6 分離培養

1．分離培養（single colony isolation）の目的

　分離培養検体中の細菌の単独集落（single colony）をつくらせるための培養で，画線培養法と混釈平板培養法がある．

2．分離培地の選択

　細菌を検体から分離して同定する検査は，感染症の確定診断に重要である．分離培養検査には，検体や目的とする細菌の種類により種々の分離培地が用いられる．

（1）通常無菌の検体の分離培養

①通常使用される培地：

- 非選択分離培地：血液寒天培地（*Streptococcus* 属細菌など），チョコレート寒天培地（*Neisseria* 属，*Haemophilus* 属細菌など），BTB 乳糖加寒天培地（腸内細菌科細菌）．
- 選択分離培地：マッコンキー（MacConkey）寒天培地（腸内細菌科細菌）．

②必要に応じて使用される培地：

- 非選択分離培地：サブロー（Sabouraud）寒天培地（真菌）．
- 選択分離培地：小川培地（*Mycobacterium* 属細菌）．

（2）常在菌が存在する検体の分離培養

①通常使用される培地：

- 非選択分離培地：血液寒天培地，チョコレート寒天培地，BTB 乳糖加寒天培地，ブルセラ血液寒天培地（*Porphyromonas* 属，*Prevotella* 属細菌などの偏性嫌気性菌），サブロー寒天培地など．
- 選択分離培地：マッコンキー寒天培地（腸内細菌科細菌），DHL 寒天培地（腸内細菌科細菌），SS 寒天培地〔腸内細菌科細菌（とくに *Salmonella* 属細菌と *Shigella* 属細菌）〕，TCBS 寒天培地（*Vibrio* 属細菌），フェニルエチルアルコール（PEA）血液寒天培地（*Streptococcus* 属細菌などのグラム陽性球菌）．

②必要に応じて使用される培地：

- 非選択分離培地：サブロー寒天培地，B-CYEα 培地（*Legionella* 属細菌），レフレル（Löffler）培地（*Corynebacterium* 属細菌），ボルデー・ジャング（Bordet-Gengou）培地（*Bordetella pertussis*）など．
- 選択分離培地：BBE 寒天培地（*Bacteroides* 属細菌），CCFA 培地

または CCMA 培地（*Clostridioides difficile*），CIN 寒天培地（*Yersinia* 属細菌），マンニット食塩培地（*Staphylococcus* 属細菌），NAC 寒天培地（*Pseudomonas aeruginosa*），サイアー・マーチン（Thayer–Martin）培地（*Neisseria gonorrhoeae*, *N. meningitidis*），スキロー（Skirrow）寒天培地（*Campylobacter* 属，*Helicobacter* 属細菌），WYOα 寒天培地（*Legionella* 属細菌），荒川変法培地（*Corynebacterium* 属細菌），PPLO 寒天培地（*Mycoplasma* 属細菌），小川培地など．

7 同定検査

1．確認培地による検査

分離された細菌について，確認培地で種々の生物化学的性状を分析・確認し，菌種名を決定する．

①糖分解テスト：クリグラー（Kligler）鉄寒天培地，TSI 寒天培地，OF 培地，CTA 培地など．

②アミノ酸分解テスト：

・インドールテスト：SIM 培地，LIM 培地．

・インドールピルビン酸（IPA）テスト：SIM 培地．

・脱炭酸テスト：LIM 培地（リジン），メラー（Möller）培地（アルギニン，オルニチン，リジンなど）．

③硫化水素産生テスト：クリグラー鉄寒天培地，TSI 寒天培地，SIM 培地．

④ブドウ糖からのガス産生テスト：クリグラー鉄寒天培地，TSI 寒天培地．

⑤運動性テスト：SIM 培地，LIM 培地．

⑥VP テスト（アセトイン産生テスト）：VP 半流動培地．

⑦クエン酸塩利用能テスト：シモンズのクエン酸塩培地．

⑧DNase テスト：DNA 培地．

⑨ウレアーゼテスト：尿素培地．

⑩アシルアミダーゼテスト：アセトアミド培地．

⑪色素産生テスト：King A 培地（ピオシアニン，ピオルビン），King B 培地（ピオベルジン）．

⑫エスクリン加水分解テスト：胆汁エスクリン培地．

2．同定キットによる検査

同定キットは，主に酵素反応による基質の変色（呈色）を確認する
もので，菌種同定の簡易・迅速化を目的として使用される．

（1）同定できる主な細菌

①グラム陰性桿菌：腸内細菌科，*Vibrio* 属，*Aeromonas* 属，*Hae-
mophilus* 属，*Campylobacter* 属細菌，ブドウ糖非発酵グラム陰性
桿菌．

②グラム陰性らせん菌：*Campylobacter* 属，*Helicobacter* 属細菌．

③グラム陰性球菌：*Neisseria* 属細菌．

④グラム陽性桿菌：*Listeria* 属，*Corynebacterium* 属細菌．

⑤グラム陽性球菌：*Staphylococcus* 属，*Streptococcus* 属，*Entero-
coccus* 属，*Micrococcus* 属細菌．

⑥偏性嫌気性菌：*Bacteroides* 属，*Prevotella* 属，*Porphyromonas*
属，*Fusobacterium* 属，*Clostridium* 属，*Cutibacterium* 属，*Pro-
pionibacterium* 属，*Veillonella* 属細菌．

（2）同定できる主な真菌

①酵母様真菌：*Candida* 属，*Cryptococcus* 属，*Saccharomyces* 属，
Trichosporon 属真菌．

3．自動機器による検査

同定キットは，主に酵素反応による基質の変色（呈色）を確認する
もので，菌種同定の簡易・迅速化を目的として使用される．

（1）自動細菌同定・薬剤感受性検査装置

専用の検査装置を用いて同定検査と薬剤感受性検査を一度に行うこ
とができる．最新の装置では，同定・薬剤感受性検査結果とともに詳
細な薬剤耐性解析情報（フェノタイプ）を短時間で得ることができる．

4．質量分析装置による検査

微生物の蛋白質を質量分析によって分析し，得られたマススペクト
ルデータを既知のもの（データベース登録データ）と比較して菌種等
を同定する．試料のイオン化と分析を組み合わせたマトリックス支援
レーザー脱離イオン化飛行時間型質量分析法（MALDI-TOF MS）を原
理とした装置を用いる．

5．遺伝子検査装置による検査

（1）感染症の遺伝子検査の主な目的

①培養検査に長時間を要する微生物による感染症の診断：*Mycobac-
terium tuberculosis*，MAC（*M. avium* と *M. intracellulare*）など．

②培養検査が不可能あるいは困難な微生物による感染症の診断：B
型肝炎ウイルス（HBV），C型肝炎ウイルス（HCV），ヒト免疫不
全ウイルス（HIV），SARSコロナウイルス，2019新型コロナウイ
ルス，*Chlamydia trachomatis*，*Chlamydophila pneumoniae*など．

③毒素などの病原因子の検出：*Clostridioides difficile* の毒素のトキ
シンA，トキシンB遺伝子，腸管出血性大腸菌のベロ毒素（VT）
遺伝子など．

④薬剤耐性遺伝子の検出：
- グラム陽性菌：メチシリン耐性遺伝子（*mecA*），バンコマイシン
耐性遺伝子（*van*）など．
- グラム陰性菌：カルバペネマーゼ遺伝子，ESBL遺伝子など．

⑤遺伝子型別：
- *Streptococcus pyogenes*（M蛋白遺伝子），*Legionella pneu-
mophila*，*Mycobacterium tuberculosis*，ヒトパピローマウイル
ス，コクサッキーウイルス，ノーウォークウイルス（ノロウイル
ス），ロタウイルスなど．

⑥遺伝子塩基配列の変異検出：*Mycobacterium tuberculosis* のリ
ファンピシン耐性変異〔RNAポリメラーゼβサブユニット遺伝子
（*rpoB*）の変異〕，各種細菌のキノロン耐性変異〔キノロン耐性決
定領域（QRDR）の変異〕など．

(2) 遺伝子検査の方法と装置

①標的核酸増幅法：
- PCR（ポリメラーゼ連鎖反応）法：サーマルサイクラー（自動温
度変換装置）と電気泳動装置など．
  ＊遺伝子（特定の遺伝子領域）の検出を目的とする．DNAの熱変
  性→プライマーの結合→結合したプライマーの伸長（DNA合
  成）の3ステップを30〜50回繰り返してDNAを増幅する．
- マルチプレックスPCR法：サーマルサイクラー（自動温度変換装
置）と電気泳動装置など．
  ＊1つのPCR反応に複数の遺伝子を標的としたプライマーを使用
  することで，複数の遺伝子領域を同時に増幅する．
- RT-PCR〔reverse transcription（逆転写）PCR〕法：サーマルサ
イクラーと電気泳動装置など．
  ＊RNAの検出を目的とする．はじめに逆転写反応を行ってRNA
  からcDNA（相補DNA）を合成し，cDNAをPCRで増幅する．

- リアルタイム PCR 法：リアルタイム PCR 装置（サーマルサイクラーと分光蛍光光度計が一体化した装置）.
  ＊蛍光色素で DNA を標識し，蛍光強度によって PCR 反応中に増幅 DNA の生成量を検出・解析できる（元の試料中の DNA の定量解析と特異性解析が可能）.
- LAMP 法：等温増幅蛍光測定装置.
  ＊一定温度での DNA 増幅反応が可能で，検出までの工程を 1 ステップで行うことができる．標的遺伝子が RNA の場合，RT-PCR 法では逆転写反応で cDNA を合成した後に増幅反応を行うが，LAMP 法の場合は，逆転写酵素を同時に添加することで DNA の場合と全く同様に増幅が可能である．SARS コロナウイルスや 2019 新型コロナウイルスの検出にも応用されている.

②核酸プローブ法：ハイブリダイゼーションシステムなどのキット・装置が市販されている.

- マイクロプレートなどの支持体に，検出目的の微生物に特異的なプローブ（既知遺伝子の核酸断片）を固相化させ，検体または分離した微生物から溶出させた核酸とハイブリダイゼーション反応させ検出する.

8 薬剤感受性検査

1．CLSI 標準法

米国臨床検査標準委員会〔Clinical and Laboratory Standards Institute（CLSI）〕が提唱する方法で，国内で最も多く用いられている．CLSI 標準法の微量液体希釈法による検査では，MIC と解釈の両方を検査結果として報告する.

- ●MIC：菌の増殖を抑えるのに必要な薬剤の最小濃度.
- ●解釈：ブレイクポイントとよばれる数値によって，MIC に応じて S（感性），I（中間），R（耐性）の 3 種に区別される.
  ＊ブレイクポイント：薬剤に対する感性と耐性の境目の値.
  ＊S：推奨される投与方法・投与量で臨床効果が期待できる.
  ＊I：一般的には治療に用いないが，大量投与を行える場合は効果が期待できる.
  ＊R：通常の投与スケジュールでは臨床効果が期待できない.

2．検査法の種類

(1) 希釈法

①寒天平板希釈法：

- 使用培地：薬剤含有ミューラー・ヒントン（Muller-Hinton）寒天培地.
  - ＊薬剤濃度：100，50，25，12.5，6.25，3.13，1.56 μg/mL など.
- 接種菌液：被検菌の 10^7 CFU/mL 濃度の菌液を調製.
- 菌液の接種：菌液 1 白金耳量を寒天培地にスポット.
- 培養：35℃で 16〜48 時間.
- 判定：発育が認められない抗菌薬の最小濃度を MIC とする.

②微量液体希釈法：

- 使用培地：ミューラー・ヒントンブロス.
- 薬剤希釈系列：薬剤原液にブロスを加え，マイクロプレートの各ウェルに 128〜0.0625 μg/mL までの段階希釈系列を作製.
- 接種菌液：被検菌の菌液（McFarland No. 0.5）を調製.
- 菌液の接種：希釈系列の各ウェルに 5 μL ずつ接種（最終菌量は $5×10^5$ CFU/ウェル）.
- 培養：35℃で 18〜24 時間.
- 判定：発育が認められない抗菌薬の最小濃度を MIC とする.

(2) 寒天平板拡散法（ディスク拡散法）.

①Kirby-Bauer（KB）ディスク法：

- 使用培地：ミューラー・ヒントン寒天培地.
- 接種菌液：被検菌の菌液（McFarland No. 0.5 の 10 倍希釈液）を調製.
- 菌液の接種：菌液を滅菌綿棒で寒天培地全体に塗布.
- 薬剤ディスクの設置：寒天培地上に一定の間隔で設置.
- 培養：35℃で 16〜18 時間.
- 判定：発育阻止円の直径を測定し，S，I，R を判定.

②ディスク濃度勾配法（E test）：

- 方法：被検菌の菌液をミューラー・ヒントン寒天培地に KB ディスク法と同様に塗布し，薬剤ストリップを置く.
- 培養：35℃で 16〜18 時間.
- 判定：発育阻止帯とストリップに印字されている目盛り（薬剤濃度）の交点を MIC とする.

結果の解釈と報告

1．検体の外観所見

①喀痰は Miller & Jones の分類に基づいて判定し，その結果を報告する．

②便は明らかに異常な外観である場合（水様便，粘血便など）は，その観察結果を報告する．

・米のとぎ汁様水様便（コレラ，ロタウイルス感染症など）．

・トマトジュース様血便（抗菌薬関連腸炎，腸管出血性大腸菌感染症など）．

2．塗抹検査の結果

①喀痰は Geckler の分類に基づいて判定し，その結果を報告する（**表13-2**）．

②Gram 染色の結果から細菌の有無と菌数を報告する（**表13-3**）．

③結核菌の場合は抗酸菌染色の結果から菌数を報告する（**表13-4**）．

④検体の種類と形態的特徴から，可能なかぎり菌種を推定して報告する．

・推定例：

髄液：グラム陽性の丸い酵母様菌体は *Cryptococcus neoformans*.

髄液，喀痰：グラム陽性の双球菌は *Streptococcus pneumoniae*.

3．培養および同定検査の結果

①通常無菌の検体から分離された菌は菌種レベルまで報告する．

②常在菌を含む検体から分離された原因菌は，原則として菌種または菌属レベルまで報告する．

③最終結果の報告まで時間を要するため，状況により中間報告（どのような菌がどの程度発育しているかなど）を行う．

4．薬剤感受性検査の結果

①抗菌薬に対して自然耐性を示す菌種があることを考慮する．

・自然耐性の例：

セフェム系抗菌薬：*Enterococcus* 属細菌.

アンピシリン：*Klebsiella pneumoniae*，*Pseudomonas aeruginosa*.

イミペネム：*Stenotrophomonas maltophilia*.

②CLSI 標準法による検査では MIC と解釈の両方を報告する．

C 検体別細菌検査法

> **学習の目標**
>
> □ 血液 　　　　　　　　□ 糞便
> □ 脳脊髄液 　　　　　　□ 尿
> □ 喀痰 　　　　　　　　□ 膿, 分泌物, 穿刺液

1 血液

1. 目的

敗血症, 菌血症・感染性心内膜炎などの原因菌検出.

2. 採血

(1) 適切な採血時期

悪寒戦慄発生時, 38℃以上の発熱時, 抗菌薬治療開始前 (抗菌薬投与前).

(2) 採血と培養

①採血部位:1回の検査で2カ所 (通常は左右の正肘静脈) から2セットの血液培養ボトル (好気用と嫌気用) に採血.

・採血回数は2回以上が望ましい.

・血液量は培地量の1/10〜1/5量 (10〜20%).

・皮膚面をポビドンヨードや消毒用エタノールで消毒し, 皮膚常在菌などの雑菌の混入を防ぐ.

②培養:静置または自動血液培養検査装置.

3. 検査

血液培養陽性の場合は Gram 染色と分離同定検査を行う.

(1) Gram 染色

培養ボトルの内容物の塗抹標本を鏡検し, 結果を速やかに担当医に報告する.

(2) 分離培養

目的菌種に応じて各種分離培地にボトルの内容物を塗布し, 適切な環境で培養する.

①好気培養:マッコンキー寒天培地または BTB 乳糖加寒天培地.

②炭酸ガス培養:血液寒天培地, チョコレート寒天培地.

③嫌気培養：ブルセラ血液寒天培地.

（3）同定と薬剤感受性検査

4．主な原因菌

（1）敗血症

　肺炎，尿路感染症，胆道感染症などさまざまな感染症に伴い，それらの原因菌によって発生する可能性がある.

（2）感染性心内膜炎

　Streptococcus anginosus などの口腔レンサ球菌，HACEK 群，*Staphylococcus aureus*，*Enterococcus* 属細菌など.

（3）カテーテル関連血流感染症

　Candida albicans などの *Candida* 属真菌，*Staphylococcus epidermidis* などの *Staphylococcus* 属細菌など.

 脳脊髄液

1．目的

　髄膜炎の原因菌検出.

2．脳脊髄液の採取

（1）検査実施の目安

　発熱，頭痛，嘔吐，痙攣などの症状があり，脳や髄膜の異常が疑われた場合.

（2）検体の採取：

　①腰椎穿刺（ルンバール）により採取.

　・採血は必ず抗菌薬投与前に行う.

　②皮膚の常在菌を髄腔内に入れないため，また，検体への混入を防ぐために穿刺部位を中心とした広範囲の十分な消毒が必要.

　・ポビドンヨードで消毒した後，ヨードを消毒用エタノールで拭き取る.

 HACEK 群

口腔内から上咽頭に常在する非運動性のグラム陰性桿菌または球桿菌のグループで，グラム陰性菌による心内膜炎の原因菌としての分離頻度が高い.構成菌は *Haemophilus parainfluenzae*，*Aggregatibacter* 属細菌（*A. actinomycetemcomitans*，*A. aphrophilus*，*A. paraphrophilus*），*Cardiobacterium hominis*，*Eikenella corrodens*，*Kingella kingae* であり，HACEK は構成菌の属名の頭文字を並べたものである.

3．検査
(1) 肉眼的観察
混濁と膿性の有無，色調，浮遊物の有無.
①細菌性（化膿性髄膜炎）では混濁し膿性の場合がある.
②結核性，真菌性では無色透明（水様）またはわずかな混濁.
③ウイルス性では水様.

(2) 塗抹検査
Gram 染色〔必要に応じて墨汁染色（墨汁法），抗酸菌染色を加える〕を行い，結果を速やかに担当医に報告する.

(3) 分離培養
①好気培養：マッコンキー寒天培地または BTB 乳糖加寒天培地.
②炭酸ガス培養：血液寒天培地，チョコレート寒天培地.
③その他：塗抹検査の所見から必要な培地を追加し，増菌培養には臨床用チオグリコレート培地，GAM 半流動培地，HK 半流動培地などを用いる.

(4) 同定と薬剤感受性検査

4．主な原因菌
(1) 新生児・乳児髄膜炎
Escherichia coli, *Streptococcus agalactiae*, *Listeria monocytogenes*, *Streptococcus pneumoniae*.

(2) 小児髄膜炎
Streptococcus pneumoniae, *Haemophilus influenzae*, *Neisseria meningitidis*.

(3) 成人髄膜炎
Streptococcus pneumoniae, *Cryptococcus neoformans*, *Neisseria meningitidis*.

 3 喀痰

1．目的
呼吸器感染症の原因菌検出.

2．検体の採取
(1) 採取法の違いによる検体の種類
①自発痰（自分で痰を喀出できる場合）：うがいした後に広口の滅菌痰容器に唾液が入らないように採取.

②誘発痰（自分で痰を喀出できない場合）：食塩水をネブライザーで
吸入し，咳を誘発させて採取．

③気管内採痰．

④経気管吸引採痰．

3．検査

（1）肉眼的観察

①肉眼的品質評価：Miller & Jones の分類（**表 13-1**）．

②外観による分類：唾液性，粘液性，膿性，血性（血痰）．

③臭気：悪臭の場合は嫌気性菌感染症の可能性がある．

（2）塗抹検査

①顕微鏡的品質評価：Geckler の分類（**表 13-2**）．

②Gram 染色：良質な喀痰は染色所見による原因菌の推定が可能．

（3）前処理

喀痰の均質化．

（4）分離培養

①好気培養：マッコンキー寒天培地または BTB 乳糖加寒天培地，サ
ブロー寒天培地．

②炭酸ガス培養：血液寒天培地，チョコレート寒天培地．

③嫌気培養：ブルセラ血液寒天培地．

④必要に応じて使用：B-CYEα 培地，WYOα 寒天培地，ボルデー・
ジャング培地，PPLO 寒天培地，小川培地など．

（5）同定と薬剤感受性検査

4．主な原因菌

（1）急性気管支炎

Haemophilus influenzae，*Streptococcus pneumoniae*，*Myco-
plasma pneumoniae* など．

（2）慢性気管支炎

Haemophilus influenzae，*Streptococcus pneumoniae*，*Moraxella
catarrhalis*，*Klebsiella pneumoniae*，*Pseudomonas aeruginosa* など．
まれに *Mycoplasma pneumoniae*，*Mycobacterium tuberculosis*，非
結核性抗酸菌など．

（3）市中肺炎

Haemophilus influenzae，*Streptococcus pneumoniae*，*Myco-
plasma pneumoniae*，*Legionella pneumophila* など．

(4) 院内肺炎

Klebsiella pneumoniae をはじめとする腸内細菌科細菌, *Pseudomonas aeruginosa*, *Staphylococcus aureus*, *Aspergillus* 属真菌, *Cryptococcus neoformans* など.

4 糞便

1. 目的

消化器感染症の原因菌検出.

2. 検体の採取と保存

(1) 採取

①採取量:母指頭大(3〜5 g 程度).

②採取容器:採便容器.

③採取時期:下痢症の検査では抗菌薬投与前の急性期に採取.

・抗菌薬投与後は 1〜2 日の投与中止後に採取.

(2) 保存

検査までに 6 時間以上かかる場合はキャリー・ブレア(Cary-Blair)培地などで保存.

3. 検査

(1) 肉眼的観察

外観による分類:固形便, 有形軟便, 下痢便, 血便, 水様便, 米のとぎ汁様水様便, トマトジュース様血便, イチゴゼリー状便など.

(2) 塗抹検査

Gram 染色:*Campylobacter* 属細菌を疑う場合(グラム陰性らせん菌).

(3) 増菌培養

アルカリペプトン水〔4%食塩加アルカリペプトン水(*Vibrio* 属細菌)〕, セレナイト培地(*Salmonella* 属細菌).

(4) 分離培養

①好気培養:BTB 乳糖加寒天培地, SS 寒天培地, TCBS 寒天培地, CIN 寒天培地, ソルビトールマッコンキー寒天培地または SIB 寒天培地.

②微好気培養:スキロー寒天培地.

③嫌気培養:CCFA(CCMA)培地.

④必要に応じて使用:MRSA 選択分離培地など.

（5）同定と薬剤感受性検査

4．腸管感染症の主な原因菌

（1）腸内細菌科

Salmonella 属，*Shigella* 属，*Escherichia coli*（下痢原性大腸菌），
Yersinia enterocolitica，*Plesiomonas shigelloides* など．

（2）*Vibrio* 属

V. cholerae，*V. parahaemolyticus* など．

（3）*Aeromonas* 属

A. hydrophila，*A. veronii* biovar *sobria*，*A. caviae*.

（4）*Campylobacter* 属

C. jejuni，*C. coli*.

（5）*Staphylococcus* 属

S. aureus.

（6）*Bacillus* 属

B. cereus.

（7）*Clostridium* 属

C. perfringens.

（8）*Clostridioides* 属

C. difficile.

 5 尿

1．目的

泌尿生殖器感染症の原因菌検出．

2．検体の採取と保存

（1）採取法

①中間尿採取法：特別な場合を除き中間尿で検査．

・尿道口周辺の常在菌混入に注意する．

②導尿カテーテル法（カテーテル尿）．

③経皮膀胱穿刺法．

（2）保存

①採取後ただちに検査を行うことが望ましいが，できない場合は冷蔵保存（4〜8℃）．

・*Neisseria gonorrhoeae* の場合は冷蔵保存不可．

3．検査
（1）肉眼的観察
尿の混濁は細菌尿と膿尿が原因の一つと考える．

①細菌尿：淡い混濁．

②膿尿：緑白色．

・高度の膿尿では白血球とフィブリンなどの沈殿物がみられる．

③血尿：重症の膀胱炎や腎盂腎炎の可能性．

（2）塗抹検査
Gram 染色標本の鏡検（1,000 倍）．

①菌数の推定：菌がみとめられた場合は 10^5CFU/mL 以上である．

②炎症の推定：白血球が 1 視野に 1 個以上ある場合は膿尿と判断．

（3）定量培養
①混釈平板培養法．

②簡易法（ディップ・スライド法など）．

（4）尿中菌数の意義（細菌尿の判断基準）
①中間尿：10^5CFU/mL 以上．

②カテーテル尿：10^4CFU/mL 以上．

・単純性膀胱炎が疑われる場合（症状があり単独菌種の場合）は 10^3CFU/mL 以上．

（5）増菌培養
セレナイト培地：*Salmonella* Typhi，*S.* Paratyphi A の場合．

（6）分離培養
①好気培養：マッコンキー寒天培地または BTB 乳糖加寒天培地，血液寒天培地，血液加 PEA 寒天培地など．

②必要に応じて使用：NAC 寒天培地，サイアー・マーチン培地，真菌用分離培地，小川培地など．

（7）同定と薬剤感受性検査

4．尿路感染症（膀胱炎）の主な原因菌
（1）単純性膀胱炎
①*Escherichia coli*，*Proteus mirabilis*，*Klebsiella pneumoniae*，*Staphylococcus* 属細菌，*Enterococcus* 属細菌など．

・*E. coli* が原因菌全体の約 80％（*P. mirabilis* と *K. pneumoniae* を加えると 90％弱）を占める．

（2）複雑性膀胱炎
E. coli や *K. pneumoniae* をはじめとする腸内細菌科細菌，*Pseudo-*

monas aeruginosa をはじめとするブドウ糖非発酵グラム陰性桿菌，*Staphylococcus* 属細菌，*Enterococcus* 属細菌，*Candida albicans* など．

6 膿，分泌物，穿刺液

1．目的
閉鎖性膿または開放性膿における原因菌検出．

2．検体の採取と保存
（1）採取
①閉鎖性病巣の膿：皮膚面または粘膜面をポビドンヨードで消毒し，穿刺・吸引して採取．
②開放性病巣の膿：周辺組織を消毒して深部の膿を採取．
・嫌気性菌を疑う場合は嫌気性菌専用容器に採取．

（2）保存
採取後ただちに検査を行うことが望ましいが，できない場合は乾燥を防ぎ冷蔵保存（4～8℃）．

3．検査
（1）肉眼的観察
色調，臭気，菌塊（硫黄状顆粒：ドルーゼ）の有無．
①悪臭：嫌気性菌の可能性．
②ドルーゼ：*Actinomyces* 属細菌の可能性がある．

（2）塗抹検査
①Gram 染色．
②必要に応じて抗酸菌染色．

（3）増菌培養
臨床用チオグリコレート培地，HK 半流動培地．

（4）分離培養
①好気培養：マッコンキー寒天培地または BTB 乳糖加寒天培地．
②炭酸ガス培養：血液寒天培地，チョコレート寒天培地．
③嫌気培養：ブルセラ血液寒天培地，BBE 寒天培地，血液加 PEA 寒天培地．

（5）同定と薬剤感受性検査

4．膿から検出される主な原因菌
Staphylococcus aureus，*Streptococcus* 属細菌，*Enterococcus* 属細菌，腸内細菌科細菌，*Pseudomonas aeruginosa*，嫌気性グラム陰

性桿菌，嫌気性グラム陽性球菌，*Actinomyces* 属細菌，*Mycobacterium* 属細菌など．

D　嫌気性菌の検査法

検体の採取と保存

1．採取

①膿瘍などからの吸引物，手術時に採取した感染組織片などが対象となることが多い．

②常在菌の混入を防ぐために注射器やカテーテルを用いて採取．滅菌綿棒（スワブ）による採取は可能なかぎり避ける．

③採取した検体を空気に曝さない．

2．保存

嫌気性菌専用容器（嫌気ポーターなど）に保存．

検査

1．肉眼的観察（嫌気性菌感染症の目安）

①膿または感染組織に悪臭をみとめる．

②膿または組織にガスをみとめる．

③感染組織の壊死をみとめる．

2．塗抹検査

①Gram 染色：白血球が多数存在する場合が多い．

・混合感染（複数菌感染）が多く，染色性が不定の菌があることに注意．

②芽胞染色：*Clostridium* 属細菌を疑う場合．

3．増菌培養

臨床用チオグリコレート培地，GAM 半流動培地，HK 半流動培地など．

4．嫌気培養システム

嫌気チャンバー（嫌気グローブボックス）法，嫌気ジャー法，嫌気パック法．

5．分離培養

①非選択分離培地：ブルセラ血液寒天培地，ブルセラ HK 血液寒天培地〔H（ヘミン），K（ビタミン K_1）〕，CW 寒天培地（*Clostridium perfringens*）など．

②選択分離培地：BBE 寒天培地（*Bacteroides* 属細菌），変法 FM 培地（*Fusobacterium* 属細菌），血液加 PEA 寒天培地（嫌気性グラム陽性球菌），CCFA 培地または CCMA 培地（*Clostridioides difficile*）など．

6．耐気性試験のための培養（偏性嫌気性の確認）

①嫌気培養で分離した集落から釣菌．

②血液寒天培地，チョコレート寒天培地，ブルセラ血液寒天培地などに接種して炭酸ガス培養と嫌気培養を行う．

7．同定と薬剤感受性検査

①培養による生化学的性状検査．

②嫌気性菌用簡易同定キットの利用．

③発酵産物（終末代謝産物）の分析．

3 嫌気性菌感染症の主な原因菌

1．グラム陰性嫌気性菌

①*Bacteroides* 属細菌（高頻度）：腹腔内感染症．

②*Fusobacterium* 属細菌：膿瘍，創傷感染症，呼吸器感染症，歯周病など．

③*Porphyromonas* 属：誤嚥性肺炎，歯周病，生殖器感染症など．

④*Prevotella* 属：腹腔内および軟部組織感染症，呼吸器感染症，歯周病，生殖器感染症など．

2．グラム陽性嫌気性菌

①*Actinomyces* 属：放線菌症（膿瘍，眼感染症，顎放射菌症，う蝕など）．

②*Peptostreptococcus* 属：創部感染症，膿瘍など．

③*Clostridium perfringens*：ガス壊疽，壊死性腸炎，食中毒など．

④*Clostridium botulinum*：食中毒（ボツリヌス中毒），創傷ボツリヌス症，乳児ボツリヌス症．

⑤*Clostridium tetani*：破傷風.

⑥*Clostridioides difficile*：菌交代症（抗菌薬関連下痢症），偽膜性大腸炎.

E　抗酸菌の検査法

学習の目標

☐ 塗抹検査　　　　　　　　☐ 同定検査
☐ 培養検査

------

1 塗抹検査

1．染色法

①Ziehl–Neelsen 法と蛍光染色（auramine 法）：*Mycobacterium* 属細菌.

・検出菌数は**表 13-4** に従って記載.

②Kinyoun 染色：*Nocardia* 属細菌.

2 培養検査

● 検体を「前処理」した後に「培養検査」を行う.

1．前処理

検体中に存在する雑菌の除去，粘稠性検体の均質化.

①NALC–NaOH による雑菌除去.

②喀痰の場合はプロテアーゼ（SAP）による均質化.

2．培養法

前処理後の検体を固形培地または液体培地に接種.

（1）固形培地：小川培地

①観察内容：集落の形成，集落の性状，複数菌の存在など.

②観察時期：培養開始から 3〜5 日目に観察. その後 4 週までは週2 回，8 週までは週 1 回の観察を行う.

・集落の数は**表 13-5** に従って記載.

表 13-5 培養における集落数記載法

記載法	集落数に関する所見	集落数
−	集落をみとめない	0
1＋(実数)*	集落が 200 未満	1〜199
2＋(実数)**	大多数の集落は個々に分離しているが，一部融合	200〜499
3＋	初期には分離しているが，発育に伴いほとんどが融合	500〜1,999**
4＋	融合集落がきわめて多く，培地全体を覆う	2,000 以上

*1＋は実数を，2＋は概数を括弧内に併記する．
**定量的な実験結果から導かれた推定値であり，実際は所見の記述を参考に大まかに区分する．

(2) 液体培地：ミドルブルック（Middlebrook）7H9 培地（インジケータを含む）

　①発育の判定：発育インジケータによる目視．
　・O$_2$の消費または CO$_2$の産生を検知しインジケータが着色．

３ 同定検査

1．小川培地での発育所見

(1) 発育速度
　迅速発育（7 日以内に発育）：非結核性抗酸菌の RunyonⅣ群（迅速発育菌，*Mycobacterium fortuitum* など）．

(2) 発育温度
　28℃，37℃，45℃での発育を観察．

(3) 集落の着色
　①光発色性：Runyon I 群（光発色菌，*Mycobacterium kansasii* など）．
　②暗発色性：Runyon II 群（暗発色菌，*Mycobacterium scrofulaceum* など）．

2．その他の培地での発育所見
　①ピクリン酸培地での発育．
　②PNB（パラニトロ安息香酸）培地での発育．

3．生化学的性状検査
　①ナイアシンテスト．
　②硝酸塩還元テスト．
　③耐熱性カタラーゼテスト．

④Tween 80 水解テスト.
⑤アリルスルファターゼテスト.
⑥ウレアーゼテスト.

 薬剤感受性検査

> ●分離した抗酸菌を一定濃度の抗結核薬に曝露した後に発育の有無を確認する「表現型試験」，抗結核薬の作用に関連する遺伝子の変異を確認する「遺伝子型試験」がある.

1．表現型試験

①比率法：結核菌（抗酸菌）の集団中に含まれる耐性菌の比率を測定する定性試験で，1％以上の耐性菌の有無を判定する.
・多剤耐性結核菌（MDR-TB）では耐性菌の比率が 10％以上となる.
②1％小川培地による固定濃度法.
③1％小川培地によるマイクロタイター法.
④液体培地 1 濃度法.
⑤微量液体希釈法.

2．遺伝子型試験

抗結核薬の作用に関連する遺伝子の変異を検出した場合，その薬剤に耐性と判定する.
①リファンピシン（RFP）耐性：*rpoB* 遺伝子.
②イソニコチン酸ヒドラジド〔イソニアジド（INH）〕耐性：*katG* 遺伝子，*inhA* 遺伝子，*ahpC* 遺伝子.
③ストレプトマイシン（SM）耐性：*rpsL* 遺伝子，*rrs* 遺伝子.
④エタンブトール（EB，EMB）耐性：*embB* 遺伝子.
⑤ピラジナミド（PZA）耐性：*pncA* 遺伝子.

 核酸増幅検査

1．PCR 法

①結核菌群の同定.
②*Mycobacterium avium-intracellulare* complex（MAC）の同定.

2．LAMP 法

結核菌群の同定.

3．ラインプローブアッセイ（line probe assay；LiPA）

①PCR 法と核酸プローブ法を組み合わせた方法.

②結核菌群の同定と RFP 耐性，INH 耐性，PZA 耐性判定.

F　真菌の検査法

・学習の目標・

☐ スライドカルチャー
☐ 墨汁染色
☐ 生化学的性状

☐ β-D-グルカン
☐ 抗原検査

1　形態の観察

1．酵母様真菌

(1) スライドカルチャー（のせガラス培養）

①厚膜胞子と仮性菌糸の観察：コーンミール（corn meal）寒天培地，25〜30℃で培養.

・*Candida albicans*：厚膜胞子と仮性菌糸を形成.

・*Candida tropicalis*，*Candida parapsilosis*：仮性菌糸のみを形成.

・*Candida glabrata*：厚膜胞子と仮性菌糸のどちらも形成しない.

(2) 墨汁染色（墨汁法）

①莢膜の観察：*Cryptococcus neoformans* は菌体の周囲に明瞭な莢膜を形成.

(3) 生化学的性状検査（同定キットが市販されている）

①糖利用能：

・*Candida albicans*：グルコース陽性，マルトース陽性，ラクトース陰性.

・*Candida glabrata*：グルコース陽性，マルトース陰性，ラクトース陰性.

・*Cryptococcus neoformans*：グルコース陽性，マルトース陽性，ラクトース陰性.

・*Trichosporon asahii*：グルコース陽性，マルトース陽性，<u>ラクトース陽性</u>．

②ウレアーゼテスト（尿素の分解）：*Cryptococcus neoformans*，*Trichosporon asahii* が陽性．

2．糸状菌

(1) 巨大集落の形成

サブロー寒天培地またはポテトデキストロース寒天培地，25～30℃で培養．

①集落の色（表，裏）．

②集落の表面構造：絨毛状，粉末状，ビロード状など．

③発育速度：3～5日（速い），6～10日（中等度），10日以上（遅い）．

(2) スライドカルチャー

①菌糸の観察：

・色調．

・無隔菌糸と有隔菌糸の区別．

・菌糸壁の状態（厚さ，滑面，粗面）．

②分生子の観察：

・形と大きさ．

・小分生子と大分生子の有無．

・分生子頭の構造：円柱状，球形，放射状など．

3．輸入真菌の検査

①輸入真菌はバイオセーフティレベル3（BSL3）であり，一般の医療機関での検査はきわめて危険である．培養検査が診断上必要と考える場合は，培養開始前に検体の状態のまま専門施設（国立感染症研究所など）に依頼する．

・輸入真菌：*Coccidioides immitis*（四類感染症），*Paracoccidioides brasiliensis*，*Histoplasma capsulatum*，*Blastomyces dermatitidis*，*Talaromyces marneffei*．

2 (1→3)-β-D-グルカン（β-D-グルカン）検査

1．目的

深在性真菌症，ニューモシスチス肺炎などの補助診断．

2．検体の採取と保存
①検体：血液（血漿，血清）.
②保存：冷蔵庫（4～8℃）.

3．測定法と留意点
（1）測定法
①発色合成基質法.
②比濁時間分析法.
（2）留意点
①ほとんどの真菌に含まれるので菌種同定には利用できない.
②クリプトコックス症，接合菌症（ムーコル症）の診断には適さない.

3　抗原検査

1．目的
真菌特異的検査における迅速診断.

2．主な抗原検査の対象
①髄液：*Cryptococcus neoformans* など.
②血液：*Aspergillus fumigatus*, *Candida albicans*, *Cryptococcus neoformans* など.
③爪（皮膚糸状菌症の病変部）：*Trichophyton mentagrophytes*,

パスツールの名言

"Dans les champs de l'observation le hasard ne favorise que les esprits prepares—Where observation is concerned, chance favours only the prepared mind"
日本語では「偶然は準備のできていない人を助けない」.
これは，微生物学と免疫学の基礎を築いたパスツールの名言です. フレミングがペニシリンを発見したきっかけが，研究に用いる黄色ブドウ球菌の純粋培養に青かびが混入するという「偶然に起きた失敗」であったことは有名な話です. そして，失敗を成功に導いたのはフレミングの勤勉さと豊富な知識，つまり「十分な準備ができていたこと」によるといわれています. 臨床検査技師の国家試験合格を目指す皆さんは「十分な準備」をして試験に臨んでください. 偶然難問が出題されたとしても，きっと「偶然」が助けてくれます.

Trichophyton rubrum, *Microsporum canis*, *Epidermophyton floccosum* など.

G　ウイルスの検査法

学習の目標

□ ウイルス抗原の検出　　　　　□ 血清学的検査
□ ウイルス核酸の検出

ウイルス粒子・抗原の検出

1．ウイルスの分離

細胞や動物への接種：培養細胞，発育鶏卵，実験動物を用いる.

2．ウイルス粒子の検出

電子顕微鏡：ネガティブ染色法.

3．ウイルス抗原の検出

①蛍光抗体法（FA），間接蛍光抗体法（IFA）.
②酵素免疫測定法（EIA）.
③逆受身赤血球凝集法（RPHA）
④ラテックス凝集法（LA）
⑤逆受身ラテックス凝集法（RPLA）.
⑥イムノクロマト法（ICT）.

4．ウイルス感染症の抗原検査

①主な抗原検査の対象：
・便：アデノウイルス，ノロウイルス，ロタウイルスなど.
・咽頭・鼻腔粘液：インフルエンザウイルス，アデノウイルス，RSウイルス，ヒトメタニューモウイルス，SARSコロナウイルスなど.
　＊SARSコロナウイルスの抗原検査は2019新型コロナウイルス感染症（COVID-19）に利用されている.
・血液：B型肝炎ウイルス（HBV），C型肝炎ウイルス（HCV），ヒト免疫不全ウイルス（HIV），単純ヘルペスウイルス，水痘-帯状疱疹ウイルス，ヒトサイトメガロウイルスなど.

ウイルス核酸（遺伝子）の検出

1．標的核酸増幅法
　①PCR 法.
　②RT-PCR 法.
　③リアルタイム PCR 法.
　④LAMP 法.
2．核酸プローブ法

 血清学的検査

1．血清中のウイルス特異的抗体の測定
　①補体結合テスト（CF）.
　②赤血球凝集抑制テスト（HI）.
　③中和テスト（NT）.
　④粒子凝集法（PA）.
　⑤受身赤血球凝集法（PHA）.
　⑥蛍光抗体法（FA）.
　⑦酵素免疫測定法（EIA）.
2．ウイルス感染症の抗体検査
　①主な抗体検査の対象：インフルエンザウイルス，ポリオウイルス，
　　コクサッキーウイルス，ロタウイルス，水痘-帯状疱疹ウイルス，
　　B 型肝炎ウイルス（HBV），C 型肝炎ウイルス（HCV），ヒト免疫
　　不全ウイルス（HIV），単純ヘルペスウイルス，EB ウイルス，ヒ
　　トサイトメガロウイルス、麻疹ウイルス，ムンプスウイルス，風
　　疹ウイルス，SARS コロナウイルスなど.

H　免疫学的検査法

学習の目標

□ 抗原の検出　　　　　　　　□ 抗体の検出

1 検体からの抗原検出

1．細菌抗原

①β溶血性レンサ球菌：イムノクロマト法（ICT），ラテックス凝集法（LA）．

②*Streptococcus pneumoniae*：イムノクロマト法（ICT），ラテックス凝集法（LA）．

③*Haemophilus influenzae*：酵素免疫測定法（EIA），ラテックス凝集法（LA）．

④*Neisseria meningitidis*：イムノクロマト法（ICT），ラテックス凝集法（LA）．

⑤腸管出血性大腸菌 O157：イムノクロマト法（ICT），ラテックス凝集法（LA）．

⑥*Clostridioides difficile*：イムノクロマト法（ICT），酵素免疫測定法（EIA），ラテックス凝集法（LA）．

⑦*Helicobacter pylori*：イムノクロマト法（ICT），酵素免疫測定法（EIA）．

⑧*Legionella pneumophila*：イムノクロマト法（ICT），ラテックス凝集法（LA）．

⑨*Vibrio cholerae*：ラテックス凝集法（LA）．

⑩*Neisseria gonorrhoeae*：イムノクロマト法（ICT），ラテックス凝集法（LA）．

⑪*Chlamydia trachomatis*：イムノクロマト法（ICT），ラテックス凝集法（LA）．

⑫*Mycoplasma pneumoniae*：イムノクロマト法（ICT）．

2．真菌抗原

①*Candida albicans*：ラテックス凝集法（LA）．

②*Cryptococcus neoformans*：ラテックス凝集法（LA）．
③皮膚糸状菌：イムノクロマト法（ICT）．

3．ウイルス抗原

①RSウイルス：イムノクロマト法（ICT）．
②アデノウイルス：イムノクロマト法（ICT）．
③単純ヘルペスウイルス（HSV）：間接蛍光抗体法（IFA）．
④ヒトサイトメガロウイルス：酵素免疫測定法（EIA），間接蛍光抗体法（IFA）．
⑤インフルエンザウイルス：イムノクロマト法（ICT）．
⑥デングウイルス：イムノクロマト法（ICT）．
⑦ヒトメタニューモウイルス：イムノクロマト法（ICT）．
⑧ヒト免疫不全ウイルス（HIV）：酵素免疫測定法（EIA）．
⑨B型肝炎ウイルス（HBV）：酵素免疫測定法（EIA）．
⑩C型肝炎ウイルス（HCV）：酵素免疫測定法（EIA）．
⑪ノロウイルス：イムノクロマト法（ICT），酵素免疫測定法（EIA）．
⑫ロタウイルス：イムノクロマト法（ICT），ラテックス凝集法（LA），酵素免疫測定法（EIA）．
⑬SARSコロナウイルス：イムノクロマト法（ICT）．

血中の抗体検出

①単純ヘルペスウイルス（HSV）：酵素免疫測定法（EIA），補体結合テスト（CF），中和テスト（NT），受身赤血球凝集法（PHA）．
②水痘-帯状疱疹ウイルス：酵素免疫測定法（EIA），補体結合テスト（CF），中和テスト（NT）．
③EBウイルス：酵素免疫測定法（EIA）．
④ヒトサイトメガロウイルス：酵素免疫測定法（EIA）．
⑤インフルエンザウイルス：赤血球凝集抑制テスト（HI），補体結合テスト（CF）．
⑥麻疹ウイルス：酵素免疫測定法（EIA），赤血球凝集抑制テスト（HI），補体結合テスト（CF），中和テスト（NT）．
⑦風疹ウイルス：酵素免疫測定法（EIA），赤血球凝集抑制テスト（HI），補体結合テスト（CF），中和テスト（NT）．
⑧ムンプスウイルス：酵素免疫測定法（EIA），赤血球凝集抑制テスト（HI），補体結合テスト（CF），中和テスト（NT）．

⑨ヒト免疫不全ウイルス（HIV）：酵素免疫測定法（EIA），粒子凝集
　法（PA）.

⑩B 型肝炎ウイルス（HBV）：酵素免疫測定法（EIA），受身赤血球凝
　集法（PHA）.

⑪C 型肝炎ウイルス（HCV）：酵素免疫測定法（EIA），受身赤血球
　凝集法（PHA）.

⑫ロタウイルス：補体結合テスト（CF）.

⑬SARS コロナウイルス：酵素免疫測定法(EIA)，中和テスト(NT).

Ｉ　遺伝子・蛋白検査法

本章Ｂの7「4. 質量分析装置による検査」および「5. 遺伝子検査装置による
検査」を参照.

Ｊ　迅速診断技術

免疫学的な抗原・抗体の検出

本章Ｆの「3 抗原検査」，Ｇの「1 ウイルス粒子・抗原の検出」および「3 血
清学的検査」，Ｈの「1 検体からの抗原検出」および「2 血中の抗体検出」を参
照.

毒素の検出

①*Bacillus cereus* のエンテロトキシン：逆受身ラテックス凝集反応
　（RPLA）.

②*Staphylococcus aureus* のエンテロトキシン：逆受身ラテックス
　凝集反応（RPLA）.

③*Staphylococcus aureus* の毒素性ショック症候群毒素(TSST-1)：
　逆受身ラテックス凝集反応（RPLA）.

④*Clostridioides difficile* のトキシン A，トキシン B：酵素免疫測定

法（EIA）．
⑤腸管出血性大腸菌のベロ毒素：酵素免疫測定法（EIA）．

 ### 3 遺伝子の検出

本章Bの7「5．遺伝子検査装置による検査」を参照．

K 検査に関与する機器

 ### 1 自動菌種同定装置

本章Bの7「3．自動機器による検査」を参照．

 ### 2 薬剤感受性検査装置

本章Bの7「3．自動機器による検査」を参照．

 ### 3 遺伝子検査装置

本章Bの7「5．遺伝子検査装置による検査」を参照．

14　微生物検査結果の評価

A　検査結果の評価

感染症との関連

1．検査材料から分離される微生物の「病原的意義」（感染症の原因であるかどうか）の判断に必要な情報

①分離検体中の常在微生物の存在.

②患者の背景（基礎疾患の有無，易感染者である可能性）.

2．日和見病原体の「病原的意義」の判断に必要な情報

①宿主–寄生体関係（宿主–寄生体相互作用）のバランス.

・宿主の感染抵抗力（免疫力）と微生物の病原力（病原性）.

緊急連絡を要する検査結果（パニック値）とその取扱い

1．パニック値

①検査値（検査結果）が極端な異常を示すときは「重篤な病態」である場合が多く，このような検査値を「緊急異常値」あるいは「パニック値」という.

②パニック値が出た場合，検体の採取方法・採取条件や測定機器・検査方法に異常がないことを確認するとともに，緊急の対応が必要となる.

2．微生物検査におけるパニック値

(1) 血液培養

①パニック値：微生物陽性（培養陽性）.

②基準値：微生物陰性（培養陰性）.

(2) 髄液の塗抹染色

①パニック値：微生物陽性.

②基準値：微生物陰性.

（3）すべての検体における検出（細菌）

Mycobacterium tuberculosis, *Vibrio cholerae*, *Corynebacterium diphtheriae*, *Shigella* 属細菌, *Bacillus anthracis*, 腸管出血性大腸菌, *Salmonella* Typhi, *S.* Paratyphi A, *Brucella* 属細菌, *Yersinia pestis*, *Clostridium botulinum*, *Francisella tularensis*, *Burkholderia pseudomallei*, *Coxiella burnetii*.

（4）すべての検体における検出（真菌）

Blastomyces 属真菌, *Coccidioides* 属真菌, *Histoplasma capsulatum*, *Cryptococcus neoformans*, *Cryptococcus gattii*.

（5）すべての検体における検出（ウイルス）

エボラウイルス, クリミア・コンゴ出血熱ウイルス, 痘そうウイルス, ラッサウイルス, マールブルグウイルス, 鳥インフルエンザウイルス H5N1 および H7N9, ポリオウイルス, SARS コロナウイルス, MERS コロナウイルス, 2019 新型コロナウイルス.

（6）薬剤耐性菌の検出

①カルバペネム耐性腸内細菌科細菌（CRE），多剤耐性アシネトバクター（MDRA），多剤耐性緑膿菌（MDRP），バンコマイシン耐性腸球菌（VRE），バンコマイシン耐性黄色ブドウ球菌（VRSA）など.

・日常の検査で分離頻度が高い耐性菌〔β-ラクタマーゼ非産生アンピシリン耐性インフルエンザ菌（BLNAR），メチシリン耐性黄色ブドウ球菌（MRSA）〕などは除外して対応.

③ 疫学（感染症サーベイランス，病院感染サーベイランス）との関連

1．サーベイランス

サーベイランス（surveillance）の本来の意味は，被疑者・囚人などの監視（見張り），つまり，悪い者の行動・状態・状況を監視することである.

2．感染症サーベイランス

感染症流行の早期発見のために，感染症の発生状況を把握し，調査・集計した情報を解析して感染症蔓延の予防に役立てるシステム.

3．医療機関における感染症サーベイランス（病院感染サーベイランス）

（1）包括的サーベイランス

①病院内で発生したすべての感染症例をカウントし，感染率を算出するサーベイランス．

・アウトブレイク（突発，集団発生）を察知しやすい．

（2）ターゲットサーベイランス

特定の病棟や医療器具，処置方法などのターゲットを決めて，集中的に行うサーベイランス．

①手術部位感染サーベイランス．

②薬剤耐性菌サーベイランス．

③医療器具関連感染サーベイランス．

・対象以外の感染のアウトブレイクを察知しにくい．

4　精度管理

1．目的

正しい検査結果を報告するための「検査結果の品質の確保」．

2．内部精度管理

検査施設ごとに行う精度管理．

3．外部精度管理

外部の精度管理運営機関から各検査施設に同一の検体を配布し，その検査結果を集計・評価することで「個々の施設の技術水準や検査精度」を評価するもの．

4．微生物検査の精度管理

（1）内部精度管理（基本項目）

①薬剤感受性検査：精度管理用菌株による検査を行い，感受性結果が管理限界内であることを確認．CLSI では ATCC（American Type Culture Collection）株の使用を指定．

②培養用孵卵器，冷蔵庫，自動検査機器の温度を定期的に測定し，基準内であることを確認．

（2）外部精度管理

①コントロールサーベイ：配布された試料の同定検査や薬剤感受性検査の結果を精度管理運営機関に報告．

②フォトサーベイ：配布された写真を確認して設問に回答するもの．

セルフ・チェック

A 次の文章で正しいものに○，誤っているものに×をつけよ．

	○	×
1. 菌液の希釈と混合の操作ではエアロゾルは発生しない．	□	□
2. 使用後の白金耳の火炎滅菌では最初に外炎に入れて水分を蒸発させ，続いて内炎で十分に焼く．	□	□
3. 髄液から細菌が検出された場合は異常と考える．	□	□
4. 中間尿をただちに検査できない場合は室温で保存する．	□	□
5. Vibrio parahaemolyticus の保存は室温が望ましい．	□	□
6. 血液培養で使用する培養ボトルは好気用か嫌気用のどちらか一方でよい．	□	□
7. Neisseria meningitidis を分離するための検体は冷蔵庫で保存する．	□	□
8. 肺結核患者から採取された喀痰は小川培地に直接塗布して分離培養する．	□	□
9. Geckler の分類は喀痰の肉眼的品質評価基準である．	□	□
10. 酵母様真菌の同定では糖利用能やウレアーゼテストが有用である．	□	□
11. 血中 β-D-グルカンの測定はクリプトコックス症の診断に有用である．	□	□
12. 院内感染のターゲットサーベイランスではアウトブレイクを察知しやすい．	□	□

A 1-× (エアロゾルが発生しやすい)，2-× (最初に内炎に入れて水分を蒸発させ，続いて外炎で十分に焼く)，3-○，4-× (汚染菌が増殖しないように冷蔵庫 (4〜8℃) で保存する)，5-○，6-× (好気用と嫌気用の両方を使用する)，7-× (孵卵器 (35〜37℃) で保存する)，8-× (前処理 (NALC–NaOH による雑菌除去とプロテアーゼによる均質化) を行ってから塗布する)，9-× (喀痰の顕微鏡的評価基準．肉眼的評価基準は Miller & Jones の分類)，10-○，11-× (深在性真菌症，ニューモシスチス肺炎などの診断に用いる．クリプトコックス症やムーコル症の診断には適さない)，12-× (アウトブレイクを察知しやすいのは包括的サーベイランス)

B

1．微生物を含むエアロゾルが発生する操作はどれか．**2つ選べ**．
  - ☐ ① 微生物検査用容器の輸送と保存
  - ☐ ② 検査材料の遠心分離
  - ☐ ③ 白金耳の火炎滅菌
  - ☐ ④ 分離培地の集落観察
  - ☐ ⑤ オートクレーブ処理後の使用済み培地の廃棄

2．血液培養について**誤っている**のはどれか．
  - ☐ ① 採血部位の消毒はポビドンヨードで行う．
  - ☐ ② 抗菌薬投与前に採血を行う．
  - ☐ ③ 採血は部位を変えて 2 カ所以上から行うのが望ましい．
  - ☐ ④ 採血回数は 2 回以上が望ましい．
  - ☐ ⑤ 血液培養ビンに接種する血液量は培地量の 50％とする．

3．髄液の直接塗抹標本の染色に用いられるのはどれか．**2つ選べ**．
  - ☐ ① 鞭毛染色
  - ☐ ② 異染小体染色
  - ☐ ③ 墨汁法
  - ☐ ④ 芽胞染色
  - ☐ ⑤ Gram 染色

B 1-② と③，2-⑤（培地量の 1/10～1/5 量（10～20％）），3-③ と⑤（③ *Cryptococcus neoformans* が原因菌の場合は墨汁法による莢膜の証明が有用，⑤化膿性髄膜炎の原因菌にはグラム陽性菌，グラム陰性菌，酵母様真菌があり Gram 染色は必須）

4. 喀痰の塗抹検査について正しいのはどれか. **2つ選べ**.
- ☐ ① 検体が適しているかの品質評価が重要である.
- ☐ ② 白血球に貪食されている細菌は原因菌としての意義が高い.
- ☐ ③ 形態より菌種の同定が可能である.
- ☐ ④ 推定原因菌の定量的観察ができる.
- ☐ ⑤ *Haemophilus* 属や肺炎球菌の推定はできない.

5. 正しい組合せはどれか. **2つ選べ**.
- ☐ ① OF 培地————————糖分解試験
- ☐ ② King A 培地————————DNA 分解試験
- ☐ ③ SIM 培地————硝酸塩還元試験
- ☐ ④ Möller 培地————————アミノ酸脱炭酸反応
- ☐ ⑤ アセトアミド培地——尿素分解試験

6. 髄液から分離される**可能性のない**のはどれか.
- ☐ ① *Streptococcus pneumoniae*
- ☐ ② *Haemophilus influenzae*
- ☐ ③ *Cryptococcus neoformans*
- ☐ ④ *Listeria monocytogenes*
- ☐ ⑤ *Trichophyton rubrum*

4-①と②（③同定はできないが推定できる場合がある. ④定量性はない. ⑤ *Haemophilus* 属はグラム陰性の短桿菌または球桿菌, 肺炎球菌はグラム陽性の双球菌であり推定が可能）, 5-①と④（②緑膿菌のピオシアニン, ピオルビンの産生を確認する培地. ③S（sulfide, 硫化水素産生）, I（indole, インドール産生）, M（motility, 運動性）を確認する培地. ⑤アシルアミダーゼ（アセトアミド加水分解酵素）の産生を確認する培地）, 6-⑤（皮膚糸状菌の一種で皮膚, 爪, 毛髪などに感染して表在性真菌症を起こす）

7. 菌が検出された場合に異常と判定する検体はどれか. **2つ選べ**.
   - ☐ ① 喀　痰
   - ☐ ② 血　液
   - ☐ ③ 髄　液
   - ☐ ④ 鼻　汁
   - ☐ ⑤ 糞　便

8. Miller & Jones の分類（喀痰の肉眼的品質評価）で, 膿性部分が 2/3 以上の痰はどれか.
   - ☐ ① M1
   - ☐ ② M2
   - ☐ ③ P1
   - ☐ ④ P2
   - ☐ ⑤ P3

7-②と③（血液と髄液は本来無菌的であり微生物は常在しない）, 8-⑤（①M1 は唾液, 完全な粘液性痰. ②M2 は粘液性痰に少量の膿性痰を含む. ③P1 は膿性部分が全体の 1/3 以下. ④P2 は膿性部分が全体の 1/3〜2/3）

索 引

和 文

欧　文

A

Acinetobacter baumannii　174
Acinetobacter pittii　174
Actinomyces israelii　204
Actinomyces naeslundii　205
Actinomyces odontolyticus　205
Aerococcus urinae　130
Aerococcus viridans　130
Aeromonas caviae　158
Aeromonas hydrophila　158
Aeromonas veronii biovar sobria
　158
AIDS　253
AMR　73
Aspergillus fumigatus　229
Aspergillus nidulans　230
Aspergillus niger　230
AST　118
ATL　252
auramine 染色　21
auramine 法　295
A 型インフルエンザウイルス　249
A 型肝炎ウイルス　258
A 群赤痢菌　146

B

Bacillus anthracis　186
Bacillus cereus　186
Bacillus subtilis　187
Bacteroides fragilis　205
Bacteroides thetaiotaomicron　206
Bartonella henselae　162
Bartonella quintana　162
BBE 寒天培地　40, 41
Bifidobacterium bifidum　204
Bifidobacterium dentium　204

BK ウイルス　247
Blastomyces dermatitidis　233
BLNAR　78
BLPAR　78
Bordetella pertussis　175
Borrelia burgdorferi　216
Borrelia recurrentis　216
Brucella abortus　176
Brucella canis　176
Brucella melitensis　176
Brucella suis　176
BSC　109
BSL 分類　108
BTB 乳糖加寒天培地　41
Burkholderia cepacia　172
Burkholderia mallei　172
Burkholderia pseudomallei　173
B 型インフルエンザウイルス　250
B 型肝炎ウイルス　247
B 群赤痢菌　146

C

Campylobacter coli　178
Campylobacter fetus　178
Campylobacter jejuni　178
Candida albicans　235
Candida glabrata　236
Candida tropicalis　236
Capnocytophaga gingivalis　162
Cardiobacterium hominis　163
Cary-Blair 培地　41
CCFA 培地　41
Chlamydia trachomatis　223
Chlamydophila pneumoniae　224
Chlamydophila psittaci　223
Citrobacter freundii　148
Citrobacter koseri　148

【著者略歴】

森田　耕司
もり　た　こう　じ

1977年　杏林短期大学衛生技術科助手（微生物学教室）
1982年　杏林大学保健学部助手（臨床微生物学教室）
1990年　杏林大学保健学部講師（臨床微生物学教室）
1997年　杏林大学保健学部助教授（2007年に助教授の職名が准教授に変更）
2008年　杏林大学保健学部教授（臨床微生物学）
　　　　杏林大学大学院保健学研究科教授（臨床検査・生命科学分野）
2009年　杏林大学医学部兼担教授（臨床検査医学）
2011年　杏林大学大学院国際協力研究科兼担教授（国際医療協力）
2020年　群馬パース大学保健科学部（2022年4月から医療技術学部に名称変更）客員教授
現在に至る　医学博士

ポケットマスター臨床検査知識の整理
臨床微生物学　　　　　　　　　　　　　ISBN978-4-263-22420-5

2020年10月 5 日　　第 1 版第 1 刷発行
2022年 3 月20日　　第 1 版第 2 刷発行

著　者　森　田　耕　司
発行者　白　石　泰　夫
発行所　医歯薬出版株式会社

〒113-8612　東京都文京区本駒込1-7-10
TEL（03）5395-7620（編集）・7616（販売）
FAX（03）5395-7603（編集）・8563（販売）
https://www.ishiyaku.co.jp/
郵便振替番号 00190-5-13816

乱丁，落丁の際はお取り替えいたします．　　　　　　　印刷・三報社印刷／製本・榎本製本